Stabilisierter Sauerstoff

Dr. Bettina Roccor

Stabilisierter Sauerstoff

Das elementare Gesundheitsmittel der Zukunft?

Eine Dokumentation über alte
und neue Sauerstofftherapien

SEH-SAM
VERLAG

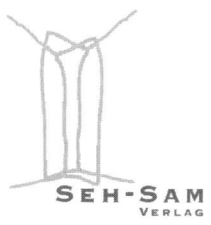

In dieser Broschüre sind Vor- und Nachteile
verschiedener Sauerstoffanwendungen beschrieben.

Die hier vorgestellten Informationen sind nach bestem Wissen und Gewissen geprüft, dennoch übernehmen die Autorin und der Verlag keinerlei Haftung für Schäden irgendeiner Art, die sich direkt oder indirekt aus dem Gebrauch der hier beschriebenen Anwendungen ergeben.

Die Wirkungsaussagen sind von den jeweiligen Personen selbst formuliert und müssen keine allgemeine Gültigkeit haben.

Dr. Bettina Roccor

11. Auflage 2005

Illustrationen und Covergestaltung:
Katrin Ehmann, calla-design, Regensburg

ISBN 3-936397-03-1

Die Deutsche Bibliothek - CIP Einheitsaufnahme

**ein Titeldatensatz für die Publikation bei
der Deutschen Bibliothek
erhältlich**

Dieses Buch wurde auf chlorfrei gebleichtem Papier gedruckt

Inhaltsverzeichnis

Sauerstoff - die Basis allen Lebens

Sauerstoff (O_2) ist Leben - er ist Bestandteil in allen lebenden Geweben, d.h. bei allen Pflanzen, Tieren und auch beim Menschen spielt der Sauerstoff eine entscheidende Rolle für die Lebensvorgänge, sowohl in elementarer Form als auch in Form seiner Verbindungen.

Nicht nur die Luft enthält 21% (Volumenprozent) Sauerstoff, auch die Erdkruste besteht zu ca. 47% (Gewichtsprozent) aus dem edlen Element. Wasser (H_2O) wäre kein Wasser ohne Sauerstoff (ca. 86 Gewichtsprozent des Meerwassers bestehen aus Sauerstoff). Und schließlich könnte weder der Mensch noch irgendein anderes atmendes Lebewesen ohne dieses Gas existieren, das unsere Erdatmosphäre füllt und damit den Planeten überhaupt bewohnbar macht.

Wie wichtig der Sauerstoff als Basis allen Lebens ist, beweist die Tatsache, dass wir wochenlang ohne Essen auskommen können, Tage ohne Wasser durchstehen, aber schon nach wenigen Minuten ohne Sauerstoff elendiglich zu Grunde gehen.

Atemzug um Atemzug filtert die Lunge den Sauerstoff aus der Luft, um ihn über die mit Blut gefüllten, dünnhäutigen Lungenbläschen in die Blutbahn einzuspeisen. Die roten Blutkörperchen transportieren den Energielieferanten zu den Zellen, die den Sauerstoff durch Oxidation umwandeln. Zurück bleibt das CO_2, Kohlendioxid, das über die Venen in die Lungen zurücktransportiert und wieder ausgeatmet wird.

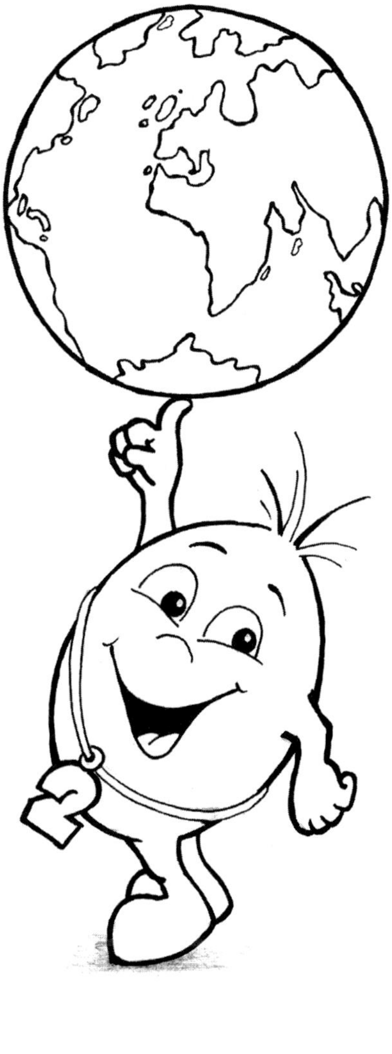

Auf diese Weise verbraucht der Mensch täglich drei bis vier Kilogramm Sauerstoff - an Nahrung benötigt er nur zwei Kilogramm bzw. Wasser ca. einen Liter pro Tag.

Das große Problem: grassierender Sauerstoffschwund

Angesichts der enormen Bedeutung, die dem Sauerstoff als Lebens- und Energiespender zukommt, muss es erschreckend wirken, dass die Welt mittlerweile an akutem Sauerstoffmangel leidet. Das hat vielerlei Ursachen: Der Mensch verpestet systematisch Luft, Erde und Wasser, indem er täglich Millionen von Tonnen giftiger Chemikalien freisetzt, Erdöl, Gas, Benzin, Kohle und Holz verbrennt und damit Unmengen an Kohlenmonoxid und -dioxid produziert.

Die durch die Umweltverschmutzung entstehende Kohlenmonoxidkonzentration in der Luft ist vor allem deshalb so gefährlich, weil Kohlenmonoxid an der gleichen Stelle an die roten Blutkörperchen andockt wie Sauerstoff, allerdings zweihundertmal leichter und schneller. Bei hohen Kohlenmonoxidkonzentrationen in der Atemluft gehen wertvolle Sauerstoffkapazitäten verloren, da das Hämoglobin schon anderweitig besetzt ist, was sich unmittelbar auf den Gesundheitszustand und die körperliche Leistungsfähigkeit auswirkt. Das lässt sich gut am Beispiel von Rauchern zeigen. Normalerweise sind ca. 1% des Hämoglobins durch Kohlenmonoxid besetzt. Bei Rauchern sind es 4%, nach einem Lungenzug kurzzeitig sogar 10%. Die Folge ist eine mangelhafte Versorgung des Gewebes mit Sauerstoff. Dies kann zu massiven Durchblutungsstörungen führen.
Der Mensch verpestet aber nicht nur seine Atemluft, er verseucht und vernichtet gleichzeitig systematisch all jene Ressourcen der Natur, die dafür sorgen, dass Kohlendioxid in Sauerstoff zurücktransformiert wird: Wälder, Prärien, Meere, Flüsse und Seen. Die grünen Lungen in Gestalt von Bäumen, Wiesen und Wasserpflanzen werden abgeholzt, verbrannt, umgepflügt oder erstickt. Beispielsweise hielt sich der Sauerstoffanteil der Ostsee um 1920 noch im Normbereich. 1970 durchgeführte Messungen aber offenbarten das erschreckende Ergebnis, dass die Ostsee nahezu keinen verfügbaren Sauerstoff enthielt. Katastrophale Auswirkungen wie Fischsterben, starkes Algenwachstum und Verseuchung durch Fäulnisbakterien waren die Folge.

Wenngleich durch strengere Umweltauflagen inzwischen eine Verbesserung der Wasserqualität erzielt werden konnte, geht der Raubbau an der Natur in vielen Bereichen ungehindert weiter. Langfristig gesehen wird eine zunehmende Verschlechterung des Zustandes unserer Ökosphäre kaum zu verhindern sein.

Als schwerwiegende Konsequenz zeigt sich, dass die Luft zwar nach wie vor konstante 21% Sauerstoff enthält, durch den schadstoffbedingten Verlust von negativ ionisierten Sauerstoffmolekülen aber nur noch zwischen 18% und 15% Sauerstoff tatsächlich für die Aufnahme über das Atmungssystem verfügbar sind. In vielen Städten Japans sind nur noch 12% des lebenswichtigen Energiespenders verwertbar, und in amerikanischen Großstädten hat man bereits dramatische Werte von nur

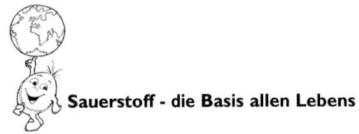

10% verfügbarem Sauerstoffanteil in der Luft gemessen. Weniger als 7%, darin sind sich die Wissenschaftler einig, würden das endgültige Aus für die menschliche Spezies bedeuten.

Doch nicht nur die Luft ist sauerstoffärmer geworden. Auch unsere Nahrung wie Gemüse, Obst, sogar Fleisch und Milchprodukte enthalten weniger Sauerstoff als früher, ebenso das Trinkwasser, dessen Sauerstoffgehalt teilweise so niedrig ist, dass noch nicht einmal Fische darin existieren könnten. Die Horrorvision von Menschen, die nur noch mit Atemmasken aus dem Haus gehen, könnte schneller Wirklichkeit werden als uns lieb ist.

In Japan wird nicht nur über spezielle Pipelines Luft in die Städte gepumpt, die man auf dem Land "eingesammelt" hat, sondern auch Luft in Kanistern verkauft. Eine solche Kanisterfüllung kostet stolze zwölf Dollar und hält gerade mal zwei Minuten - so lange dauern sechzig bis achtzig Atemzüge.

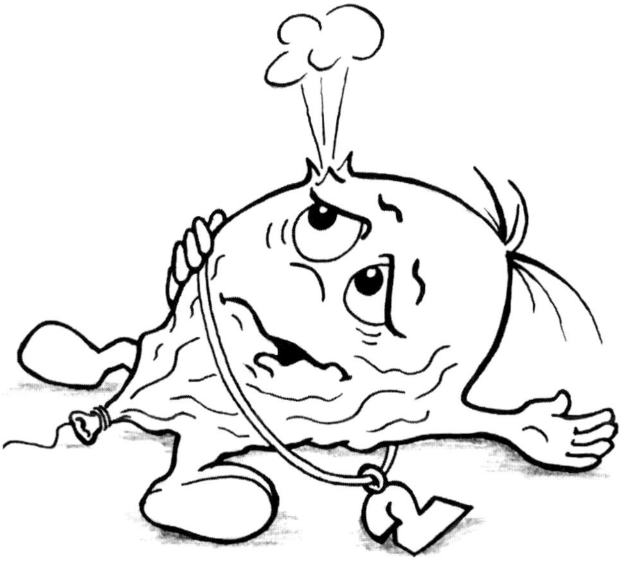

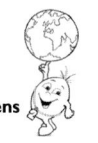

Die ungesunde Lebensweise als Sauerstoffräuber

Die meisten Menschen leben heute unter denkbar ungesunden Umständen. Nicht nur, dass die Umweltbedingungen allgemein sehr belastend für den Organismus sind, auch das alltägliche Leben des heutigen Wohlstandsmenschen ist der ausreichenden Sauerstoffversorgung des Blutes und der Zellen mehr als abträglich. In Großstädten wohnen Menschen überwiegend in klimatisierten, beheizten Häusern, die man oft nur verlässt, um zur Garage zu laufen, in ein klimatisiertes Auto zu steigen und an einen klimatisierten Arbeitsplatz zu fahren. Den ganzen Tag verbringt man entweder im Büro, zu Hause oder im Einkaufszentrum.

Nur ein geringer Teil der Bevölkerung bewegt sich regelmäßig an der frischen Luft, die - wie man weiß - so frisch nicht mehr ist. Gegessen wird meist hastig, teilweise ungesund und fast immer sauerstoffarm. Beispielsweise beträgt der dem Körper zugeführte Sauerstoffanteil bei fett- und eiweißreichen Nahrungsmitteln wie Fleischwaren oder Fritiertem fünfzehn bis maximal vierzig, bei Obst und Gemüse hingegen über fünfzig Prozent. Um schwer verdauliche Speisen in Energie umwandeln und verbrennen zu können, benötigt der Organismus sehr viel mehr Sauerstoff als bei leicht verdaulicher Kost. Raffinierter Zucker, weißes Mehl, Alkohol, koffeinhaltige Getränke und alle kalorienreichen Nahrungsmittel sind Sauerstoffräuber.

Um solche unphysiologischen Nahrungsmittel zu verarbeiten, wird vermehrt Sauerstoff verbraucht, der demnach dem Körper für andere wichtige Aufgaben nicht mehr zur Verfügung steht. Herztätigkeit, Blutfluss, Gehirnfunktion und Immunabwehr werden geschwächt. So wundert es nicht, wenn man sich nach einem ausgiebigen "Junkfood"- Mahl oft ganz müde fühlt.

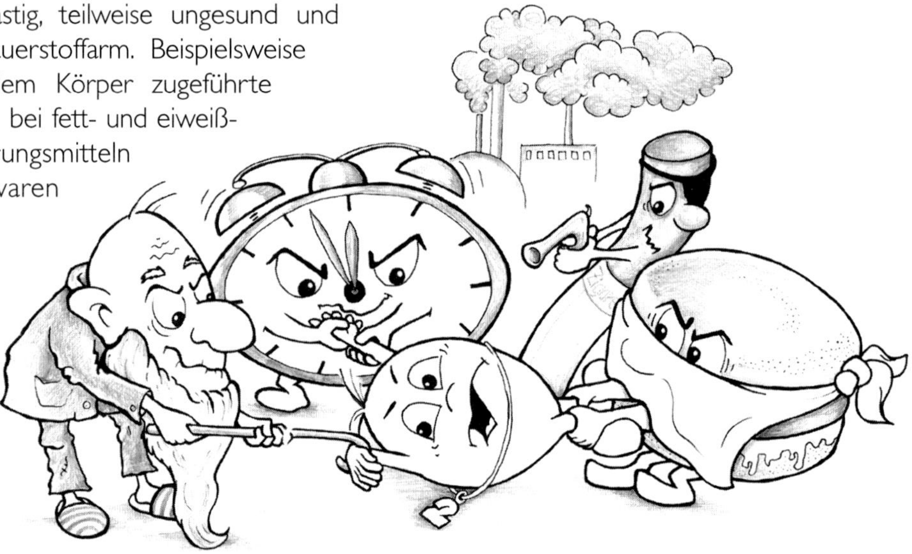

Ungesunde Ernährung bewirkt zudem eine mangelhafte Versorgung des Körpers mit Antioxidantien wie Vitamin C und E, Beta-Carotin, Selen und Coenzym Q10, Substanzen, die vor freien Radikalen schützen. In Kombination mit chronischer Sauerstoffunterversorgung kann ein dauerhafter Mangel an Antioxidantien ernsthafte Erkrankungen nach sich ziehen. Industrialisierung und Technisierung unserer Umwelt sowie veränderte Ernährungs- und Lebensgewohnheiten führen zwangsläufig zu einer verstärkten Oxidationsbelastung des Menschen. Dieser verstärkten Belastung steht eine verminderte Zufuhr durch Nahrung aufgenommener Antioxidantien gegenüber.

Der anhaltende oxidative Stress hat in den Industrieländern enorme Ausmaße angenommen. Dies wird daran erkennbar, dass vielfache Gesundheitsstörungen und chronische Erkrankungen ab dem fünften Lebensjahrzehnt zunehmen, sowie daran, dass die Zahl der Tumorerkrankungen von Schleimhauttrakten wie der Gastrointestinal-, Bronchial-, Urogenital- und der Brustdrüsensysteme wächst. "Veränderte Nahrungszubereitungen (Fast Food) und Essgewohnheiten (Pommes Frites und Pizza statt Pellkartoffeln) führen zu einer reduzierten Aufnahme wichtiger Radikalfänger mit der Nahrung, wie ß-Carotin, Vitamin E und essentieller Spuren- und Mengenelemente wie Zink, Mangan, Kupfer, Selen und Magnesium." (Praxis der Sauerstofftherapie, 1994, siehe S.47).

Nicht nur eine falsche Ernährung, sondern auch der ganz normale Alterungsprozess bringt eine Verschlechterung der Sauerstoffversorgung mit sich. So sinkt der arterielle Sauerstoffdruck (paO_2; mmHg) mit zunehmendem Alter stetig. Bei "Rauchern liegt der arterielle Sauerstoffdruck wie bei sonstigen beruflich staubbelasteten Personen im Mittel um 2-3mm Hg (= 0,2 kPA) niedriger als bei nicht staubbelasteten Personen." (W.T. Ulmer, Normalwerte des arteriellen O_2-Partialdrucks. In: R. Zander (Hg.), Der Sauerstoff-Status des arteriellen Blutes, Basel/München u.a. 1988, S.60-64, S.63).

Der schlimmste Sauerstoffkiller aber ist der Stress. So befindet sich der Körper schon deshalb im dauernden Ausnahmezustand, weil er permanent große Mengen an Energie dafür aufbringen muss, die Vielzahl der von außen in ihn eindringenden Giftstoffe zu bekämpfen, die seine Gesundheit bedrohen. Dazu kommt die ständige Angst zu versagen, zu spät zu kommen, jemanden oder etwas zu verlieren.

Die im permanenten Konkurrenzkampf um Arbeitsplatz, Vorfahrt und Ansehen freiwerdenden Aggressionen produzieren Adrenalin und andere Stresshormone, die sehr viel Sauerstoff absorbieren. Das Herz rast, das Hirn arbeitet unter Dauerhochdruck, der Blutdruck steigt - das alles kostet Unmengen Energie, die nur die wenigsten Menschen über die Atmung wieder regenerieren können. Der sich dadurch schleichend einstellende geringe Sauerstoffgehalt des Blutes führt zu einer Sauerstoffverarmung des Gewebes. Und darin sehen viele Mediziner die eigentliche Ursache vieler Zivilisationskrankheiten.

Gesundheitliche Folgen der Sauerstoffunterversorgung

Bereits 1926 stellte der Nobelpreisträger Otto Warburg fest, dass Krebszellen nur in einem sauerstoffarmen Milieu gedeihen und sich vermehren können: "**Krebs hat nur eine einzige Ursache. An die Stelle einer normalen Sauerstoffaufnahme der Körperzellen tritt eine sauerstoffarme Zellatmung**." Diese These hat sich allgemein durchgesetzt und wird von Medizinern wie Dr. Harry Goldblatt noch bestätigt: "**Sauerstoffmangel spielt mit Sicherheit eine große Rolle dabei, dass aus normalen Zellen Krebszellen werden**."
(Journal of Experimental Medicine).

Der Krebsspezialist Dr. Blumenschein verweist auf die Arbeiten des Krebsforschers Dr. Seeger. Diese belegen, dass Störungen in der Versorgung und Verwertung von Sauerstoff sowohl Ursache, als auch Folge von Krebserkrankungen sein können. Die Zelle ist infolge der Zerstörung der Zellatmungsmechanismen unfähig, Sauerstoff zu verwerten. In der Zelle können keine Oxydationsprozesse mehr ablaufen. Krebszellen arbeiten deshalb grundsätzlich nach dem Betriebsstoffwechselprinzip der Gärung, der Glykolyse." (Blumenschein, S.17).

Diese Erkenntnisse führten dazu, dass in der Krebsbekämpfung schon seit längerem mit verschiedenen Formen der Sauerstofftherapie experimentiert wird. Neben der zellaktivierenden Ozontherapie hat vor allem die von Prof. von Ardenne entwickelte Sauerstoff-Mehrschritt-Therapie große Aufmerksamkeit erregt. Von Ardenne geht davon aus, dass man durch Beseitigung des Sauerstoffmangels den Krebs daran hindern kann, sich durch Metastasenbildung zu vermehren.

Nicht nur Krebszellen, auch Krankheitserreger wie Pilze, Protozoen, Kokken, Kolibakterien und anaerobe Bazillen, gedeihen überwiegend in sauerstoffarmem Milieu. Diese Parasiten, deren Stoffwechsel ohne Sauerstoff funktioniert, scheiden Toxine aus, die nicht ohne weiteres ausgeleitet werden und für den Körper des jeweiligen Wirtes unangenehme Folgen haben können.

Dr. Edward Rosenow hat die Folgen der Invasion anaerober Mikroorganismen sehr anschaulich beschrieben: "Die ungebetenen Gäste nagen an den Gelenken und verursachen entzündliche Arthritis. Sie scheiden Calciumabfall aus, der die Knochen zusammenzementiert. Sie nisten in Leber und Niere und verursachen Gallensteine. Sie leben in den Arterienwänden und hinterlassen dort ihre harten Ausscheidungen. Sie besetzen die Außenwände des Nervensystems und unterbrechen einige der elektronischen Verbindungen im Zentralcomputer des Gehirns. Und sie greifen Zellen an und erobern sie, isolieren sie vom Blutkreislauf und sorgen dafür, dass die Zelle ihre spezifische Funktion verliert."

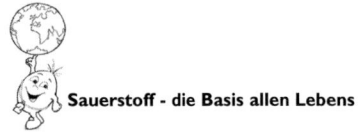

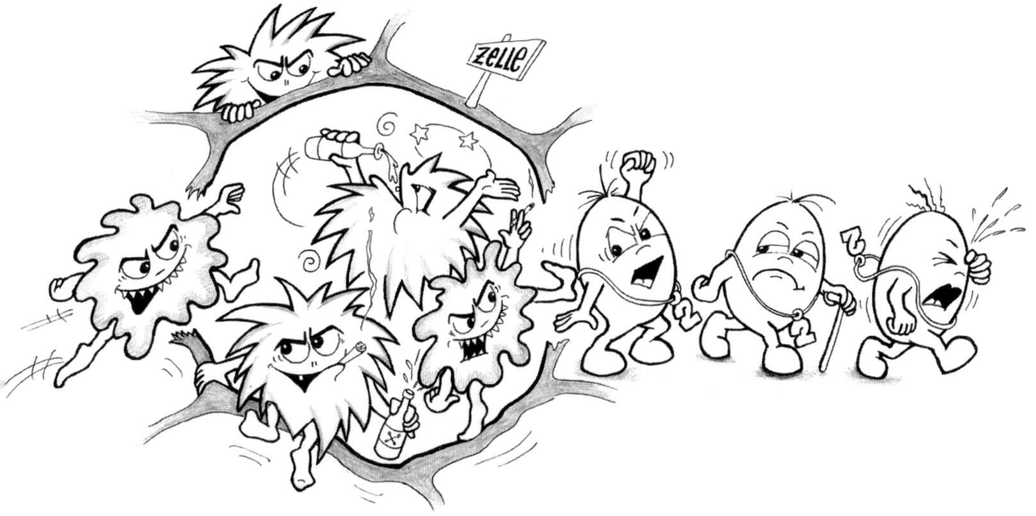

Doch es sind nicht nur die anaeroben Mikroorganismen, die von der Sauerstoffarmut profitieren. Das drastische Absinken des Energiespiegels und die Schwächung der Immunabwehr verursachen viele weitere Probleme.

Angesichts der oftmals dramatischen Folgeerscheinungen des Sauerstoffmangels schreibt der anerkannte Molekularbiologe Stephen Levine, in seinem Aufsatz über "Oxygen Deficiency: A Concomitant To All Degenerative Illness": "**Bei allen ernsthaften Krankheitszuständen finden wir eine begleitende niedrige Sauerstoffversorgung. Niedriger Sauerstoffgehalt im Körpergewebe ist ein sicherer Indikator für Krankheit.... Hypoxie oder der Sauerstoffmangel im Gewebe ist die fundamentale Ursache für alle degenerativen Krankheiten.**"

Analog dazu erklärt Dr. W. Spencer Way: **"Sauerstoffmangel bedeutet Mangel an biologischer Energie. Dieser kann sich vielfach äußern, von der leichten Müdigkeit bis hin zur lebensbedrohlichen Krankheit. Die Verbindung zwischen Sauerstoffmangel und Krankheit kann heute mit Sicherheit festgestellt werden."** (Journal of the American Association of Physicians).

Und Dr. Arthur C. Guyton geht sogar soweit zu behaupten, dass **"alle chronischen Schmerzen, Leiden und Krankheiten durch einen Sauerstoffmangel auf der Zellebene verursacht werden."** (The Textbook of Medical Physiology). Deswegen lautet einer der weitverbreitetsten Ratschläge für kranke Menschen: "Viel Bewegung an der frischen Luft", um den Kreislauf und somit auch die Versorgung des Körpers mit Sauerstoff in Schwung zu bringen.

Woran erkennt man, ob ein chronischer Sauerstoffmangel vorliegt? Die Symptome sind vielfältiger Art - Schwächegefühl im ganzen Körper, Muskelschmerzen, Depressionen, Schwindelgefühl, Reizbarkeit, Müdigkeit, Gedächtnisverlust, irrationales Verhalten, chronische Feindseligkeit, Kreislaufprobleme, schwache Verdauung, Sodbrennen, Grippe- und Erkältungsanfälligkeit. Weiterhin häufige Infektionen, Bronchienprobleme, Tumore und Ablagerungen, wie z.B. Nierensteine und schließlich bakterielle, virale und parasitäre Infektionen.

Diese Symptome werden oftmals mit einer Befindlichkeitsstörung angekündigt: **"Zellen, die unter einem partiellen Sauerstoffmangel leiden, senden kleine Paniksignale aus, die alle zusammen im Körper als permanentes, vages Gefühl des Unwohlseins, der Furcht oder des drohenden Unheils empfunden werden. Dergleichen schwache Alarmsignale werden vom Betroffenen vielfach wie ein lästiger Hintergrundlärm ausgeschaltet, ignoriert oder anderen Quellen des Unwohlseins zugeschrieben. Nur selten wird vermutet, dass jenes ständige flaue Gefühl von Hilflosigkeit, Müdigkeit oder Verzweiflung, das sie empfinden, ein Resultat der Hilferufe ihrer Zellen sein könnte, die nach Sauerstoff hungern."**
(Townsend Letter for Doctors, zitiert in: The Bio/Tech News 1996).

Hat sich die chronische Sauerstoffarmut im Blut einmal ausgeweitet, dann beklagen die Betroffenen einen massiven Leistungseinbruch, Erschöpfung und Kurzatmigkeit. Herz und Hirn, die beiden sauerstoffbedürftigsten Organe, arbeiten nur noch mit verminderter Kraft.

Auf Dauer bewirkt das eine Schwächung des gesamten Organismus. Je niedriger das Sauerstoffniveau trotz der Notsignale des Körpers sinkt, desto ungehinderter gedeihen anaerobe Organismen wie Pilze, Viren und Bakterien. Gleichzeitig sind die Abwehrzellen des Körpers durch den Sauerstoffmangel zu geschwächt, um deren Wachstum Einhalt zu gebieten.

Wenn sich die ungebetenen Gäste im Körper einmal eingenistet haben, wird man sie nur schwer wieder los. Schließlich geht ohne chemische Keulen, wie beispielsweise Antibiotika mit ihren massiven Nebenwirkungen oder Chemotherapie, oftmals gar nichts mehr. Dabei wäre eine ausreichende Sauerstoffzufuhr eine weniger aggressive, hochwirksame Möglichkeit, gegen die pathogenen Mikroorganismen vorzugehen.

Verschiedene Sauerstofftherapien mit ihren Vor- und Nachteilen

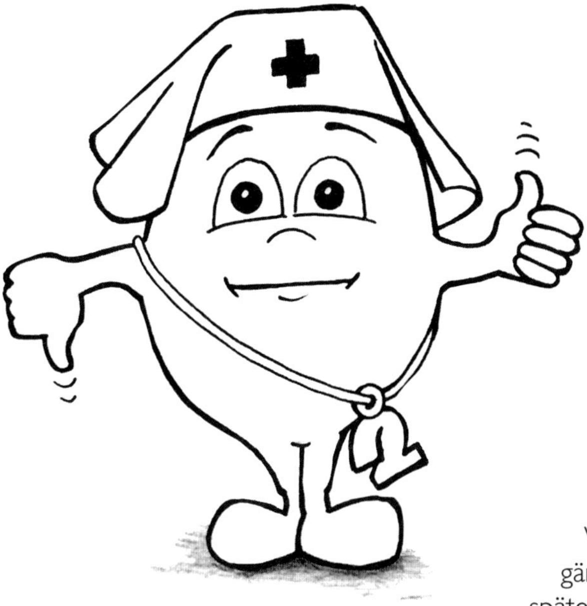

Wissenschaftler entdeckten den Sauerstoff Ende des 18. Jahrhunderts. 1780 begann Lavoisier, die Bedeutung des Sauerstoffs für die Oxidations-, Verbrennungs- und Atmungsvorgänge zu erforschen. Wenige Jahre später wurde von Beddoes die erste Sauerstofftherapie durchgeführt, allerdings ohne erkennbares Ergebnis. Zugleich erschienen bereits die ersten kritischen Arbeiten zur Giftigkeit des Sauerstoffs. Erst im Jahre 1917 konnten die ersten Heilungserfolge mithilfe der Sauerstofftherapie nachgewiesen werden. Von diesem Zeitpunkt an entwickelte sich die Sauerstofftherapie analog der rasanten technologischen Entwicklung der Medizin zu einer ausgereiften Methode, die bei verschiedensten Indikationen eingesetzt wurde. Es gilt heute als unbestreitbar, dass die ausreichende und maßvolle Versorgung des Körpers mit Sauerstoff die Grundlage für Gesundheit und langes Leben ist.

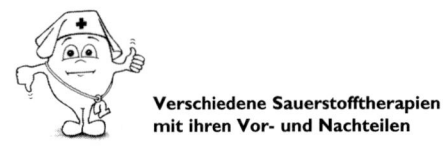

"In den letzten Jahren sind viele Krankheitsbilder als Sauerstoffprobleme erkannt worden:

- Hyperoxie (retrolentale Fibroplasie, Atmungsprobleme, Ischämie-Reperfusions-schäden),
- Hypo-Oxygenierung (Schocksyndrome, systemische Hypoxie),
- Gifte und Chemikalien (Redoxzyklisierer, Tetrachlorkohlenstoff u.a. Lösungsmittel, Chemotherapie, Nitroverbindungen, Carcinogene, Xenobiotica),
- drogeninduzierte hämolytische Anämie,
- Vitamindefizite (A, C, E),
- Alterungsprozesse,
- akute Entzündungszustände (Verbrennungen, Infektionen, pulmonare Ödeme, cerebrale Ödeme), - chronische Entzündungszustände,
- Gewebeveränderungen (rheumatoide Arthritis, Emphysem, Behcet-Krankheit, Krebs, Diabetes, Katarakte),
- Strahlenschäden (Sonnenbrand, Strahlentherapie, Strahlenkrankheit),
- Luftverschmutzung (Photooxidantien wie Stickstoff oder Ozon, Schwefeldioxid, Dieselrußpartikel, Asbestfasern und Zigarettenrauch).

Nach einer solchen Auflistung ist es nicht verwunderlich, dass die Forschung auf diesem Arbeitsgebiet in den vergangenen zwei Jahrzehnten eine gewaltige Ausbreitung erfuhr." (Erich F. Elstner, Sauerstoffabhängige Erkrankungen und Therapien, S.11f.).

In Deutschland allerdings hat man sich mit den in anderen Ländern gut erforschten und mit Erfolg angewendeten Sauerstofftherapien lange Zeit nur sehr zögerlich befasst. Die Sauerstoffinhalation insbesondere wurde häufig als unnütz oder gar schädlich angesehen. Andererseits hat die Boulevardpresse Sauerstoff oft als Wunderheilmittel und Jungbrunnen gepriesen. Angesichts der Risiken vieler Sauerstofftherapien scheinen überzogene Erwartungen ebenso wenig gerechtfertigt wie die hartnäckige Ignoranz der unübersehbaren Heilungserfolge. Jede Variante der Sauerstofftherapie hat ihre besonderen Indikationen, und jede dieser Methoden besitzt ihre ganz eigenen Vorzüge und Nachteile. Heute nimmt die Sauerstofftherapie auch in Deutschland den ihr gebührenden Platz ein und bildet eine wichtige Brücke zwischen Schulmedizin und Naturheilverfahren.

Bei jeder Form der Sauerstofftherapie ist anzuraten, nicht nur den therapeutischen Nutzen, sondern auch die gesundheitlichen Risiken und deren Minimierung in die medizinischen Überlegungen mit einzubeziehen. „Der Sauerstoff-Therapeut muss sich der Janusköpfigkeit des Sauerstoffs bewusst sein. Bei der lokalen oder generalisierten Sauerstoff-Applikation geht es nicht nur um Anhebung der Sauerstoffsättigung minderperfundierter hypoxischer Gewebe. Stets werden auch Belastungsspitzen durch Produktion freier Sauerstoffradikale und reaktiver Sauerstoffspezies induziert.

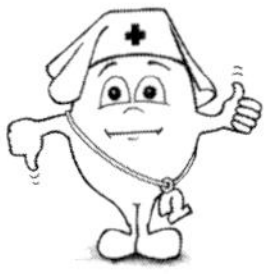

Der Sauerstoff-Therapeut muss unter diesem Gesichtspunkt den Antioxidantien- und Spurenelementenstatus seines Patienten kennen, um nicht kurzfristige Besserungen durch langfristige Verstärkung des oxidativen Stresses zu erkaufen. Dieser wirkt bei entsprechender Chronizität immer pathologisch." (Praxis der Sauerstofftherapie, S.55). Das heißt also, dass eine antioxidantienreiche Ernährung während einer Sauerstofftherapie der beste Schutz gegen schädliche Nebenwirkungen ist. Antioxidantien wie Vitamin C und E, Beta-Carotin, Coenzym Q10 oder Selen sorgen für eine optimale Entsorgung überschüssiger Freier Radikale und verbessern die Verwertung des zusätzlichen Sauerstoffs.

Wenn oben angedeutet wurde, dass der Sauerstoff bei uns mittlerweile als Therapeutikum weitgehend anerkannt ist, so muss man doch einschränkend bemerken, dass die Möglichkeiten, die im Sauerstoff stekken, in der Praxis immer noch viel zu wenig genutzt werden. Wie der Sauerstoff-Experte Dr. Fodor schreibt, fehlt in etwa der Hälfte aller Arztpraxen der für den Notfall erforderliche Sauerstoffapplikator. "Ebenso selten führen Hausärzte während ihrer Krankenbesuche einen handlichen Sauerstoffapplikator mit sich. Ein besonders gravierendes Problem stellt die mangelnde Sauerstoffversorgung während der Erste-Hilfe-Maßnahmen dar. Weder in öffentlichen Gebäuden noch auf Polizeistationen und nur vereinzelt bei der Feuerwehr findet man Möglichkeiten zur Sauerstoffaufnahme. Es wäre wünschenswert, dass man die Bedeutung des Sauerstoffs für Notfälle endlich erkennt, so dass der im Augenblick unhaltbare Zustand baldmöglichst geändert wird."
(Praxis der Sauerstofftherapie, S.214).

Für die meisten Fachleute auf dem Gebiet der sauerstoffmangelbedingten Erkrankungen erscheint es unabdingbar, die Sauerstofftherapie nicht erst dann einzusetzen, wenn bereits irreversible Schäden vorliegen. In Zukunft, so Dr. Fodor, müsse der Prophylaxe sehr viel mehr Aufmerksamkeit geschenkt werden. Er erkennt ganz richtig, dass es nicht Aufgabe der Kassen sein kann, die Kosten für solche vorbeugenden Sauerstofftherapien zu übernehmen. Hier ist der Patient in seiner Eigenverantwortlichkeit gefordert. Das könnte bedeuten, dass das Preis- Leistungsverhältnis der verschiedenen Therapieformen künftig eine erhebliche Rolle dabei spielen wird, welche Sauerstofftherapie sich als Form der Gesundheitsvorsorge durchsetzen kann und welche an den zu hohen Kosten scheitern oder für bereits erkrankte Menschen reserviert bleiben muss.

Aufoxidierung bzw. Ozonisierung des Blutes

Der Arzt Dr. Horst Kief hat das sogenannte AHIT-Verfahren zur Stärkung der Immunabwehr ausgearbeitet und wendet es seit mehr als fünfzehn Jahren erfolgreich bei der Therapie von Immunschwäche- und Autoimmunkrankheiten wie Neurodermitis, chronische Hepatitis, Aids, Asthma, Fettstoffwechselstörungen und diversen Allergieformen an. Dabei wird dem Patienten Blut entnommen, mit dem Eigenurin vermischt und als individualspezifisches Medikament in hoher Verdünnung zurück injiziert oder oral eingenommen. Um leistungsfähige Antikörper zu erhalten, wird das Blut mit medizinischem Ozon behandelt.

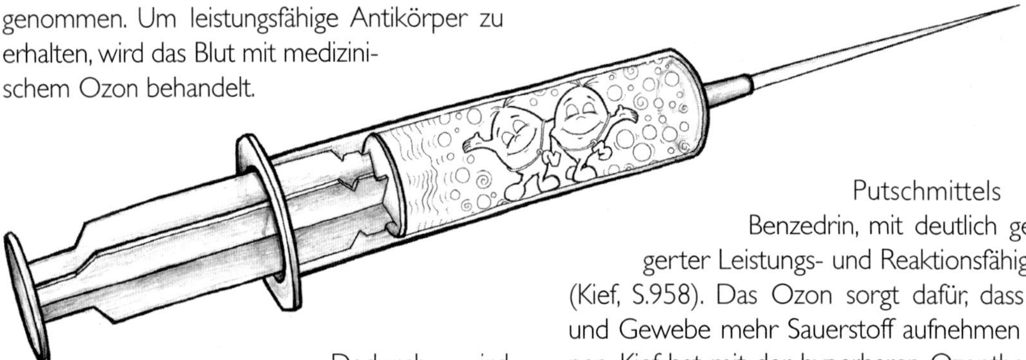

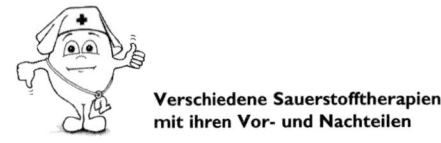

Dadurch wird die Steuerung aktivierter Sauerstoffstufen angeregt. Aktivierte Sauerstoffstufen sind für die immunologische Arbeit der Makrophagen, also "Fresszellen", und der zytotoxischen T-Zellen von großer Bedeutung (AHIT-Therapieprospekt, S.5).

Die Aufoxidierung und Anregung von sauerstoffradikalischen Prozessen hat Kief als "hyperbare Ozontherapie" 1979 erstmals der Öffentlichkeit vorgestellt. Dem Patienten wird ein blutgerinnungshemmendes Mittel injiziert, sodann Blut entnommen, mit Hochdruck ein O_2/O_3-Gemisch eingeblasen, das Ganze durch Schütteln ozonisiert und dann in das Venensystem zurückgeleitet. Unmittelbare Folge der hyperbaren Ozontherapie ist eine deutliche Senkung von Cholesterin- und Harnsäurespiegel. Die Patienten berichteten, die Ozonisierung des Blutes als angenehm und erfrischend zu empfinden. "In nicht wenigen Fällen kam es zu Wirkungen ähnlich denen eines Putschmittels wie Benzedrin, mit deutlich gesteigerter Leistungs- und Reaktionsfähigkeit." (Kief, S.958). Das Ozon sorgt dafür, dass Blut und Gewebe mehr Sauerstoff aufnehmen können. Kief hat mit der hyperbaren Ozontherapie u.a. Herzinfarktpatienten rasch und nachhaltig von Infarktschmerz und Kreislaufschock befreien können. Blutabnahme und -reinjektion sowie die Behandlung des Blutes mit dem O_2/O_3-Gemisch machen dieses Verfahren relativ aufwendig.

Ozon als solches verbessert die Aufnahme des Sauerstoffs in Blut und Gewebe und setzt zusätzliche Sauerstoffkapazitäten im Plasma frei, ist jedoch als Substanz giftig.Ozon kann darum nur per Injektion verabreicht werden. Würde man es einatmen, käme es zum Tod durch Verklebung der Lungenbläschen. Ozon

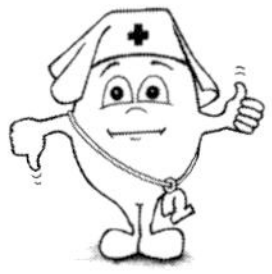

wirkt sehr stark wachstumshemmend auf Krebszellen und wurde von Medizinern wie Prof. Wolf, Prof. Salzer und Prof. Washüttel erfolgreich in der Krebstherapie eingesetzt. Leider hat Ozon eine sehr geringe Halbwertzeit. Es muss unmittelbar nach der Herstellung verabreicht werden, sonst verflüchtigt es sich. Für die Herstellung von Ozon benötigt man ein spezielles Gerät; die Dosierung erfordert eine exakte Berechnung durch einen erfahrenen Mediziner. Eine solche Therapie ist nicht für die häusliche Anwendung geeignet, wird jedoch in medizinischen Praxen seit mehr als fünfzig Jahren erfolgreich eingesetzt. Es ist also eine Behandlung, die nur bei Schwerkranken angewendet und erst dann auch von den Kassen bezahlt wird.

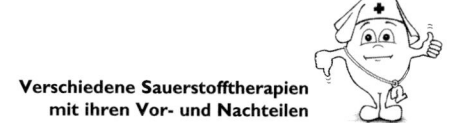

Hyperbare Oxygenation (HBO)

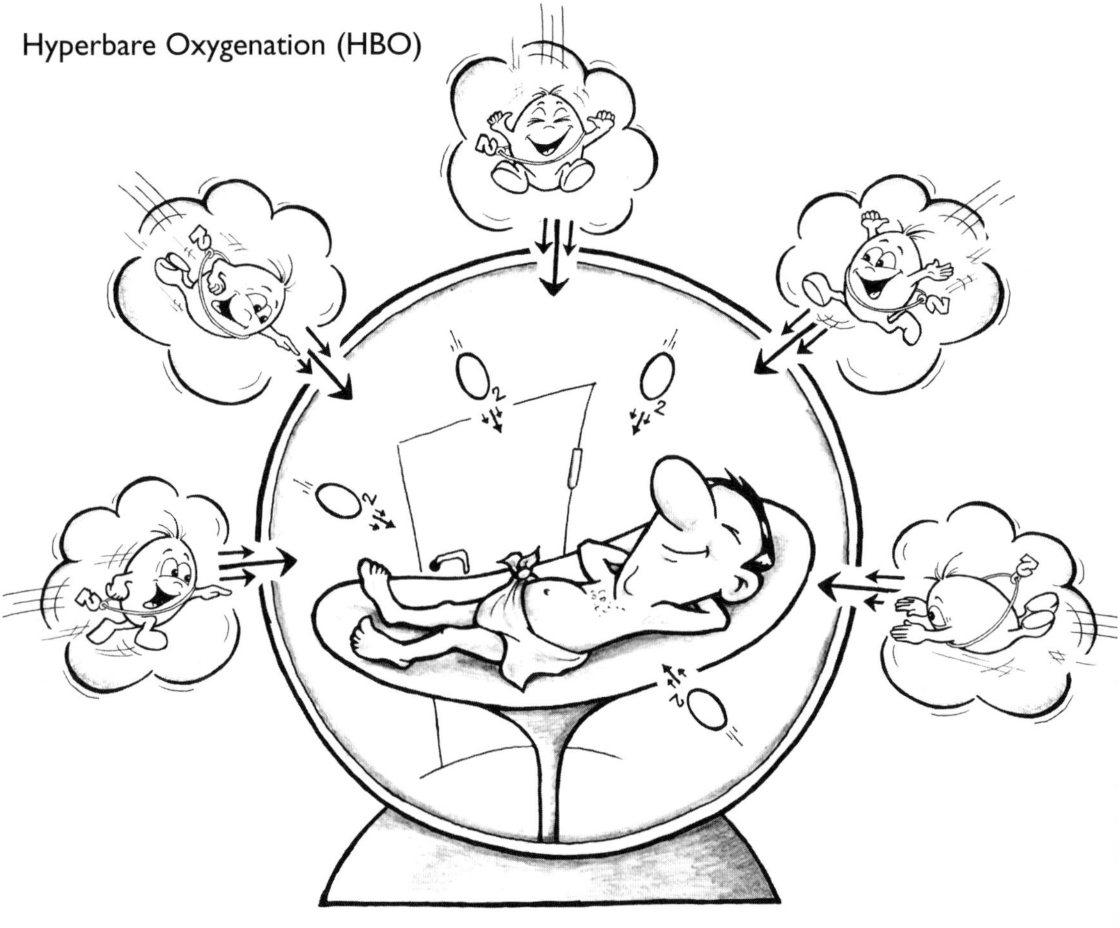

Die Hyperbare Oxygenation wird seit Anfang der 60er Jahre bei verschiedenen Krankheitsbildern, vor allem bei akuten Kohlenmonoxidvergiftungen angewendet. Lange Zeit war das St.-Josephs-Hospital in Duisburg das einzige Krankenhaus, das über eine für diese Methode notwendige Druckkammer verfügte. Mittlerweile sind in Deutschland mehr als zehn Druckkammern in Betrieb.

Die Hyperbare Oxygenation zeigt nachweisbar durchschlagende Erfolge bei Gasödemen, schwerem Schädel-Hirn-Trauma, nach chirurgischen Erstbehandlungen von offenen oder geschlossenen Weichteiltraumata, bei intrakraniellen Abszessen sowie bei akutem Knalltrauma, einem Leiden, das in erster Linie Tauchern widerfährt. Die HBO funktioniert wie folgt:

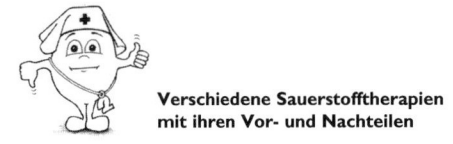

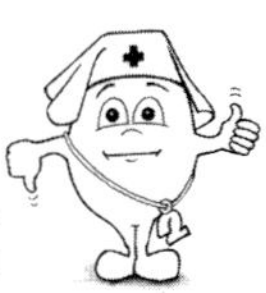

Der Patient atmet über eine Maske oder direkt über die Haut reinen Sauerstoff ein und zwar unter einem Druck, der höher ist als der Luftdruck auf Meereshöhe. Die Erhöhung des Drucks macht die Zellwände durchlässig, der Sauerstoff kann in alle Körperzellen eindringen und toxische Ablagerungen, Gewebeverhärtungen und unterdruckbedingte Beschwerden beseitigen.

Der hohe Umgebungsdruck bewirkt physikalisch eine intensive Lösung des Sauerstoffs, sodass innerhalb kurzer Zeit eine Sauerstoffsättigung des Hämoglobins von hundert Prozent erreicht wird. Dadurch werden Mangelzustände nachhaltig beseitigt. Die "Luxusoxygenisierung" sorgt dafür, dass verschiedenste aerobe und anaerobe Bakterien aus dem Organismus beseitigt werden. Schlecht heilende Wunden hören auf zu eitern und schließen sich. Gasödeme verschwinden. Sogar Hirnabszesse bzw. Hirnödeme können auf diese Weise ohne chirurgischen Eingriff therapiert werden. Gute Erfolge wurden auch bei arteriellen Durchblutungsstörungen, bei Problemen nach Hauttransplantationen sowie vor oder nach chirurgischen Eingriffen, die die Sauerstoffaufnahme beeinträchtigen, erzielt. Zu weiteren Indikationen zählen Knochenfrakturen oder -infektionen, Hirnhautentzündung, Multiple Sklerose, Tinnitus und Verbrennungen.

Die Druckkammer selbst umfasst einen aseptischen Operationsraum, einen Behandlungsraum und eine Personenschleuse. Die Wartung und Überwachung der geräteintensiven Anlage erfordert geschultes Personal und sehr hohe Unterhaltskosten. Dies ist mit ein Grund dafür, dass trotz der nachweislich durchschlagenden Heilungserfolge, die in Kliniken in Graz und Duisburg seit über zwanzig Jahren dokumentiert wurden, nicht jedes Krankenhaus mit einer solchen Druckkammer ausgerüstet ist. Wie leitende Ärzte sowohl der Grazer als auch der Duisburger Kliniken beklagen, ist die mangelnde Akzeptanz jedoch nicht ausschließlich in den hohen Betriebskosten zu suchen. Oftmals wird auf gewohnten Behandlungsmethoden beharrt, anstatt die HBO als sinnvolle Therapieergänzung mit einzubeziehen.

Sauerstoff-Inhalations-Therapien

Sauerstoff-Mehrschritt-Therapie nach Prof. von Ardenne

Der Begründer der Sauerstoff-Mehrschritt-Therapie, Prof. Dr. von Ardenne, beschreibt in seinem Buch "Wo hilft Sauerstoff-Mehrschritt-Therapie?" (S. 8):
"Grundlage dieser Therapie bildet unsere überraschende Entdeckung, dass bei Sauerstoffeinsatz mit bestimmter Wahl von O_2-Fluss und Zeitdauer (sowie gleichzeitiger körperlicher Belastung) auch nach Ende der Sauerstoffapplikation ein für Monate bis Jahre anhaltender, starker energetischer Effekt im Organismus bestehen bleibt." Durch eine Vielfalt von ineinander greifenden Maßnahmen wird der Energie-Status des kranken Menschen erhöht und damit die eigentliche Ursache vieler Krankheiten, nämlich der Energiemangel, beseitigt. Die Intensivbehandlung mit Sauerstoff führt, nach Ardenne, zu einem Anstieg der körperlichen Leistungsfähigkeit. Das Energieniveau gesunder, sportlicher Personen kann dadurch eine Steigerung von zehn Prozent, das von kranken oder geschwächten Menschen sogar bis zu 90 Prozent erfahren. Nach der Gabe eines Vitaminpräparates bekommt der Patient über eine Atemmaske oder eine Nasenkanüle nahezu reinen Sauerstoff eingeblasen. Empfohlen werden achtzehn Sitzungen von je zwei Stunden Dauer an aufeinanderfolgenden Tagen. Als Richtgröße für die zuzuführende Sauerstoffmenge wird ein Quantum von vier Litern pro Minute angesetzt."

Während der Behandlung sollte sich der Patient möglichst bewegen, z.B. auf dem Ergometer oder Laufband. Im Anschluss an die Inhalation erfolgt je nach Krankheit die Gabe von weiteren Medikamenten. Bei Krebserkrankungen könnten zur Steigerung der körpereigenen Abwehr Thymuspräparate verabreicht werden.

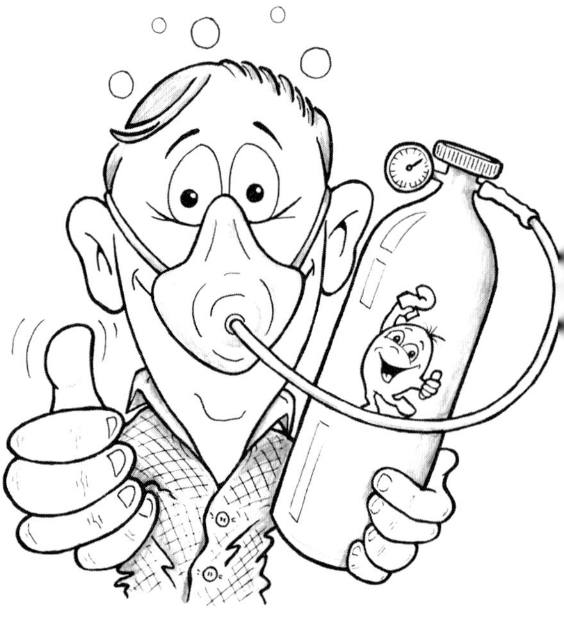

Die Behandlung von Krebs ist eines der Hauptanwendungsgebiete der Sauerstoff-Mehrschritt-Therapie. Die Zufuhr von Sauerstoff und die damit einhergehende verbesserte Energieversorgung des Körpers können dazu beitragen, dass die Bildung von

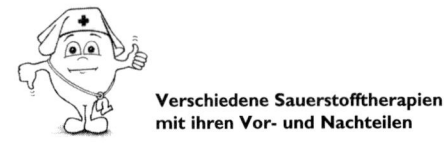

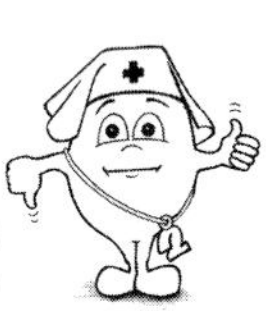

Metastasen verhindert wird. Nach Ansicht von Prof. Ardenne existiert jedoch eine Vielzahl weiterer Anwendungsmöglichkeiten, angefangen bei der präventiven Bekämpfung der meisten Krankheitsursachen über die Linderung von Stresssymptomen bis hin zu einer Verzögerung des Alterungsprozesses.

Die Liste der von Ardenne genannten Indikationen einer Sauerstoff-Mehrschritt-Therapie umfasst neben Lungeninsuffizienz, Bronchialasthma, Durchblutungs- und Kreislaufstörungen, Blutdruckproblemen, Vergiftungserscheinungen, Leber- und Nierenschäden, medikamentösen Nebenwirkungen, Migräne, Arteriosklerose, Arthritis, Rheuma, Multipler Sklerose und Strahlenschäden auch Schwangerschaft und Geburt. Wird die Sauerstoff-Mehrschritt-Therapie in hohem Lebensalter angewendet, so prognostiziert von Ardenne eine Verlängerung der Lebenszeit um bis zu eineinhalb Jahrzehnten. Doch nicht nur physische Krankheitsbilder sind für von Ardenne Indikationen, die die Anwendung der Sauerstoff-Mehrschritt-Therapie sinnvoll machen. Auch psychische Beschwerden wie Depressionen, Instabilität, akute Verlust- und Trauerreaktionen sowie Impotenz sollen sich mit seiner Methode lindern lassen.

Trotz aller Heilerfolge gilt die Sauerstoff-Mehrschritt-Therapie bei vielen klassischen Schulmedizinern nach wie vor als umstritten und wird als alternatives Heilverfahren auch nicht von der Kasse bezahlt. Einwände kommen vor allem von den Verfechtern der Sauerstoff-Langzeit-Therapie, die mit ähnlichen Risiken behaftet ist. Darum muss die Sauerstoffbeatmung sowohl bei der Krebstherapie als auch bei der Behandlung von obstruktiven Lungenerkrankungen immer von einem Arzt überwacht werden, um dem Patienten nicht zu schaden.

Sauerstoff-Langzeit-Therapie

Aufgrund der Erkenntnis, dass man nicht zu hoch dosieren darf, sind chronisch kranke Patienten, die sich einer Sauerstoff-Langzeit-Therapie unterziehen müssen, völlig abhängig von ihrem Beatmungsgerät. Tag und Nacht brummt die Apparatur, man kann nur für kurze Zeit das Haus verlassen und muss sich dann wieder an den Schlauch anschließen. Da spielt es kaum noch eine Rolle, ob der überlebensnotwendige Sauerstoff mittels Atemmaske, Nasenbrille oder Inhalator zugeführt wird. Immer bedeutet die Therapie für den Patienten eine drastische Einschränkung seiner Lebensqualität. Zwar gibt es mittlerweile auch kleinere Mobilstationen, mit denen man einen kurzen Ausflug unternehmen kann, doch der transportable Sauerstoffvorrat in der Druckflasche ist äußerst begrenzt.

Die Sauerstoff-Langzeit-Therapie ist seit Anfang der 80er Jahre bei chronisch-obstruktiven Atemwegserkrankungen mit respirativer Insuffizienz als medizinisch wirksame Maßnahme anerkannt. Sie wird bei Lungenfibrosen, Mukoviszidose, chronischen Lungengefäßerkrankungen, nach Lungenembolien, bei Blutdruckstörungen,

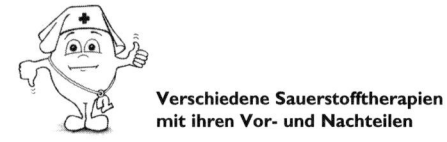

Herzrhythmusproblemen, Herzschwäche und verschiedenen Formen der Hypoxämie (Sauerstoffarmut des Blutes) angewendet. Voraussetzung für die Wirksamkeit der Therapie ist, dass der Patient täglich mindestens 16 Stunden an das Beatmungsgerät angeschlossen bleibt, und das nicht nur zwei Wochen lang, sondern teilweise über Jahre hinweg. Deshalb wird in den entsprechenden Therapieprospekten immer wieder darauf hingewiesen, wie wichtig es ist, die Patienten ausreichend zu motivieren und behutsam aufzuklären, um die Disziplin besonders jener Menschen zu stärken, deren Zustand sich trotz des täglichen Inhalationsmarathons rapide verschlechtert. Dennoch hält sich nur etwa ein Drittel der Patienten an die vorgeschriebenen Zeiten.

Sauerstoffbar, Sauerstoffcorner, Oxionen-Generator

Sauerstoffcorners in Diskotheken oder Cafes, in denen erschöpfte Besucher sich gegen Bezahlung erfrischen können, scheinen in Mode zu kommen. In speziell dazu eingerichteten Raumnischen kann man bei meditativer Musik und entspannenden Übungen das Angebot der Sauerstoffbars nutzen. Vorbild für diesen besonderen Nachtschwärmer-Service sind prominente Vertreter der Musikszene, die hinter der Bühne oftmals eine mobile Sauerstoffstation stehen haben, um den kräfteraubenden Konzertmarathon ohne Leistungseinbruch überstehen zu können. Normalverdiener können sich eine solche Sauerstoffbar für den täglichen Hausgebrauch allerdings nicht leisten.

In vielen deutschen Großstädten werden derzeit sogenannte Sauerstoff-Bars eröffnet, in denen man zwanzig Minuten in einem bequemen Sessel liegend über eine Maske reinen Sauerstoff inhaliert. Nach einer Vier-Wochen-Intensivkur mit insgesamt 15 Anwendungen versprechen die Betreiber eine monatelang anhaltende Steigerung der körpereigenen Kraft- und Energiereserven. Diese für jeden zugängliche Form der Sauerstofftherapie hat allerdings ihren Preis. Zwischen 20,- und 30,- Euro kostet eine Sitzung, für die vierwöchige Behandlung zahlt man um die 300,- Euro. Das Ambiente der Sauerstoff-Bars erinnert an eine Mischung aus Frisiersalon, Zahnarztpraxis und Fitness-Studio. An der Bar kann man mit Sauerstoff und/oder Vitaminen angereicherte Getränke genießen und Sauerstoff sowie Vitaminpräparate für unterwegs mitnehmen.

Ebenfalls eine Neuheit auf dem Markt ist der sogenannte Oxionen-Generator. Nach neuester wissenschaftlicher Erkenntnis sind nur negativ geladene Sauerstoff-Ionen, sogenannte Oxionen, auch biologisch wirksam. In dieser Form können sie Bakterien und Viren eindämmen. Prof. Metadier fand heraus, dass die Luft in den Straßen von Stadtgebieten lediglich eine Konzentration von 450, in geschlossenen Räumen fast nur noch von ca. 50 negativen Ionen pro Kubikzentimeter aufweist. Der Sollwert von normaler frischer Luft jedoch liegt bei 5000 negativen Ionen pro Kubikzentimeter. Eine zu gering mit negativen Ionen ange-

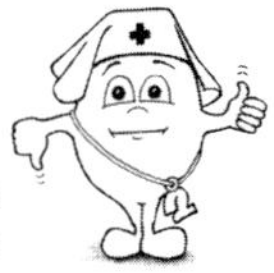

reicherte Luft wirkt sich nachteilig auf das Wohlbefinden aus und führt zwangsläufig zu vielen Krankheiten oder Beschwerden. "Die Abgase von Industriebetrieben, Ölheizungen und Kraftfahrzeugen binden negative Ionen und lassen deren Anteil in der Luft auf eine oftmals nicht mehr messbare Größe absinken", schreibt die Firma Bork, die einen Oxionen-Generator für Arzt- und Massagepraxen anbietet. Die Anschaffungskosten liegen bei etwa 40.000 Euro, pro Sitzung wird geraten, zwischen 20,- und 30,- Euro zu verlangen.

Versprochen wird hierbei nicht nur eine deutliche Steigerung des Wohlbefindens, sondern auch Hilfe bei Dauerstress und den verschiedensten Krankheitsbildern, angefangen bei Kreislaufproblemen, Herzschwäche, Migräne, Blutdruckstörungen, Asthma, Bronchitis, über verminderte Hör- oder Sehleistung, Nervenkrankheiten, Depressionen, Multiple Sklerose, Osteoporose, bis hin zu Ödemen, Allergien, Rheuma, Altersdiabetes und Krebs. Man kann den Ionisator einfach im Raum aufstellen und je nach Bedarf laufen lassen oder auch über einen Inhalator ionisierte Luft einatmen.

Sauerstoffzelt und Sauerstoffdusche

Das Sauerstoffzelt ist durch den Popsänger Michael Jackson populär geworden. Er hält sich so oft wie möglich darin auf, weil dort keine Bakterien und Viren gedeihen können. Dies befreit den zeitweise geradezu hysterisch jeden potentiellen Ansteckungsherd meidenden Superstar wenigstens vorübergehend von seinem Dauerstress. Man sagt, das Einatmen von reinem Sauerstoff halte jung und frisch. Ein solches Zelt ist ein Therapieraum im eigenen Haus, den man für jede Aktivität verlässt, jedoch nicht überall hin mitnimmt. Die Krankenkassen bezuschussen Sauerstoffzelte nur in Ausnahmefällen, z.B. bei schwerer Lungeninsuffizienz, verursacht durch Mukoviszidose oder bei starken Allergien und Asthma-Bronchiale bei Kindern.

Sauerstoffduschen finden wir vor allem in Sanatorien und Schönheitsfarmen. Hier wird ihr Einsatz innerhalb der Verjüngungskuren propagiert und die Behandlung der Haut mit sauerstoffangereicherten Cremes ergänzt.

Sauerstoffangereicherte Kosmetika und Getränke

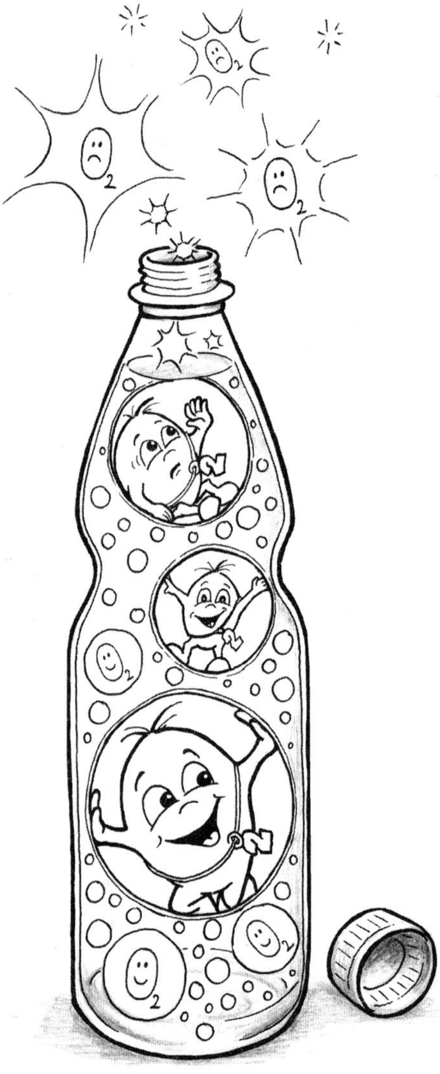

Schon seit längerem sind mit Sauerstoff angereicherte Cremes, Gesichtspackungen und -masken auf dem Markt. Ebenso haben sich mittlerweile sauerstoffangereicherte Mineralwässer im Handel etabliert. Oft werden diese Getränke zusätzlich mit Antioxidantien wie Vitamine oder Coenzym Q10 versehen, um eine doppelte Wirkung zu erreichen: einerseits Sauerstoffzufuhr, andererseits Hilfe beim Kampf gegen zu viele Freie Radikale.

Sogenannte Zellschutzdrinks beinhalten geballte Mischungen von verschiedenen Antioxidantien, die vor allem für Raucher, ältere Menschen, Sportler, Sonnenhungrige, Gestresste und Umweltbelastete als Energiespritze und Immunisierungshilfe gedacht sind.

Der Sauerstoffgehalt angereicherter Mineralwässer beträgt zwar mit ca. 60 ppm ungefähr die zehnfache Menge gegenüber einfachem Leitungswasser, es ist jedoch zu bezweifeln ob dieser Sauerstoff tatsächlich bis in den Organismus gelangt. Wird er nur in die Flüssigkeit hineingeblasen, verpufft er beim Öffnen der Flasche oder Dose ziemlich schnell oder verbindet sich mit der Trägerflüssigkeit und ist damit physikalisch nicht mehr für die Oxidation verfügbar. Fraglich ist zudem, ob unser Verdauungssystem überhaupt in der Lage ist, den Sauerstoff in seinem gasförmigen, d.h. **nicht stabilisierten Zustand** zu absorbieren.

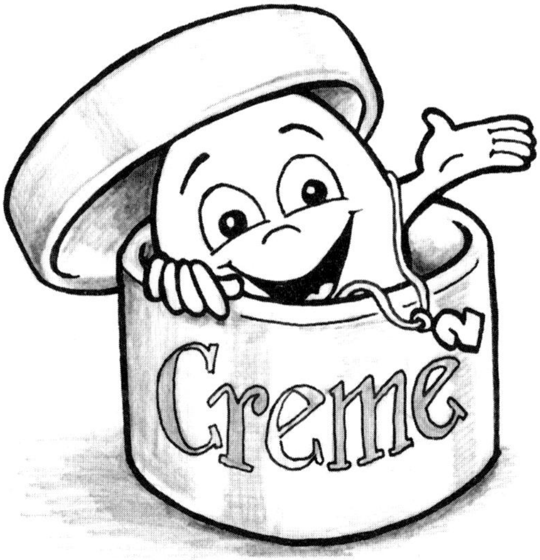
Creme

Stabilisierte Sauerstofflösungen zum Einnehmen oder Injizieren

Die Stabilisierung von Sauerstoff war für die Forscher auf dem Gebiet der Sauerstoff-Therapie tatsächlich schon immer eines der Hauptprobleme, wenn es darum ging, den Sauerstoff statt über die Atemwege über den Verdauungstrakt zu verabreichen. Bis vor nicht allzu langer Zeit war die Einnahme von stabilisiertem Sauerstoff mit unangenehmen Nebenwirkungen verbunden. Die Versuche, den extrem schnell sich verflüchtigenden bzw. eine ungewünschte Bindung eingehenden Sauerstoff an einen Transporter zu ketten, der erst im Blut seine Last an das Hämoglobin weitergeben würde, scheiterten daran, dass die Fusion nur mit giftigen Stoffen gelang, die der menschliche Organismus nicht vollständig abbauen kann, z.B. Schwermetalle.

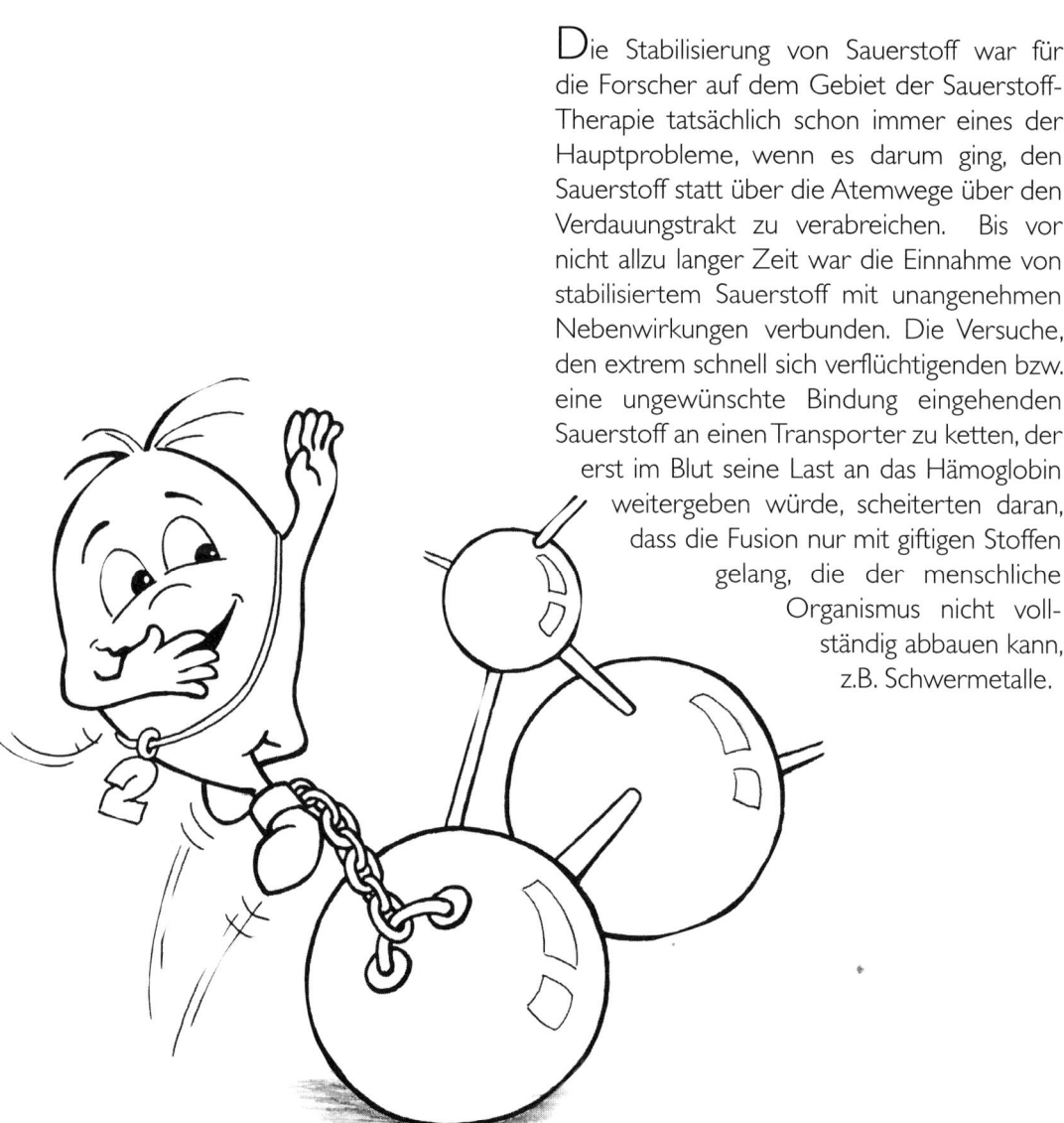

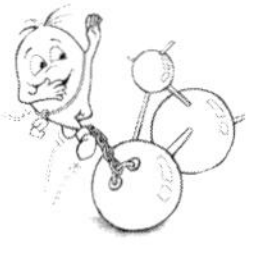

Hydrogenperoxid

Der erste Sauerstoff zum Einnehmen war eine Hydrogenperoxid-Lösung (H_2O_2), in die zunächst viele Hoffnungen gesetzt wurden. Doch schon in der Erprobungsphase musste man feststellen, dass die Verbindung bei vielen Patienten eine dramatische Heilungskrise, bekannt als Jarisch-Herxheimer-Syndrom, auslöste, sobald die Dosis nicht exakt stimmte. Hydrogenperoxid ist sehr instabil, somit schwer dosierbar und riskant in der Anwendung. Leider vernichtet die Substanz neben schädlichen Eindringlingen auch eine Reihe von nützlichen Bakterien im Verdauungstrakt, z.B. Lactobacillus und Acidophilus. Als ein weiteres Problem erweist sich die Tatsache, dass durch die Verabreichung von Hydrogenperoxid Freie Radikale im körpereigenen Abwehrsystem freigesetzt werden, die einigen Schaden anrichten können. Der Baustein Peroxid als solcher ist ein unerwünschtes Nebenprodukt, das bei der Oxidation, also der Verbrennung von Sauerstoff, entsteht. Die roten Blutkörperchen enthalten ein Enzym, um das Peroxid möglichst rasch zu binden und dadurch die Giftigkeit für den Körper zu reduzieren. Führt man dem Körper von außen zusätzliches Hydrogenperoxid zu, so sind die roten Blutkörperchen mit der freiwerdenden Peroxidmenge überfordert. Sie schaffen es nicht mehr, das Enzym Catalase in ausreichender Menge zu produzieren, um die Giftigkeit zu vermindern. Am gefährlichsten ist eine Substanz, die entsteht, wenn Hydrogenperoxid mit dem Stoffwechselnebenprodukt Superoxid reagiert. Das daraus entstehende Hydroxyl kann eine die Körperfunktionen schädigende Haber-Weiss-Reaktion auslösen. Wenngleich Hydrogenperoxid ein natürliches Produkt ist, das in spezifischen Bedarfssituationen auch vom Körper selbst hergestellt werden kann, birgt die Therapie Risiken, deren Auswirkungen schwer einzuschätzen sind.

Chlorinoxide

Im Jahre 1945 wurde erstmals ein Patent für eine spezifische Formel des Chlorinoxids angemeldet. Chlorinoxide (ClO_2, ClO, ClO_3) wurden schon ein halbes Jahrhundert lang in der Seuchenbekämpfung, z.B. bei Choleraepidemien, eingesetzt. Doch erst 1945 gelang es, Chlorindioxid zu stabilisieren und dadurch das Risiko zu minimieren, das durch die Unberechenbarkeit der verschiedenen Bestandteile vorhanden war. Es war nämlich nicht möglich zu sagen, wieviele Prozentanteile Chlorin, Chlorat und Hypochlorit genau in einer bestimmten Chlorinoxid-Lösung enthalten waren, was die Verabreichung beim Menschen sehr riskant machte. Von daher war es ein wichtiger Durchbruch, als Chlorinoxid endlich stabilisiert werden konnte und dadurch sowohl oral als auch intravenös ohne großes Risiko einsetzbar wurde. Chlorinoxid wird überwiegend in Form von Chlorindioxid mit zwei Sauerstoffmolekülen pro Chlorin angeboten und ist nicht nur weitaus stabiler und weniger giftig als Hydrogenperoxid, sondern enthält zudem höhere Konzentrationen an stabilisiertem Sauerstoff (zwei Atome pro Molekül anstelle von einem). Chlorinoxid-Verbindungen werden vor allem im Bereich der Wasserreinigung und der Tiermedizin eingesetzt.

Der phänomenale Durchbruch:

Stabilisierter Sauerstoff auf Sodiumchlorid-Basis

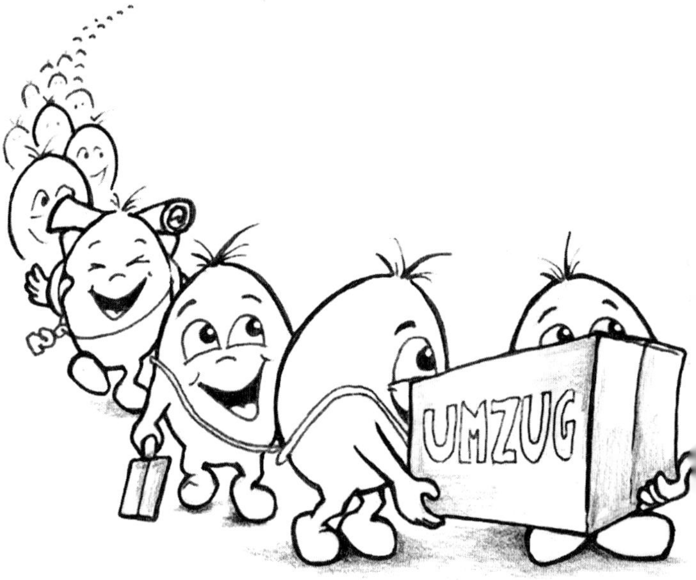

Stabilisierter Sauerstoff, der an eine Sodiumchlorid-Lösung gebunden ist, wurde von dem Texaner E. D. Goodloe wiederentdeckt.

Sein beruflicher Hintergrund war die Bodenmikrobiologie in den Umweltwissenschaften. Als eiserner Gesundheitsbefürworter sah er z.B die schädlichen Auswirkungen von chemisch ausgelaugten Böden und mit giftigen Pestiziden besprühten Saaten voraus und entwickelte u.a. alternative organische Bodenkonzentrate, die zu einer verbesserten Agrikultur führten.

Im Jahre 1971 bekam er Zugang zu der Eigentumsformel eines Forschers und Arztes, der diese bereits vor ca. 70 Jahren entwickelte. Dieser Arzt war der Überzeugung, dass die Hauptursache für geistige Behinderung eine Sauerstoffknappheit in den Gehirnzellen sei. Er behandelte betroffene Kinder damit und erzielte sehr positive Resultate.

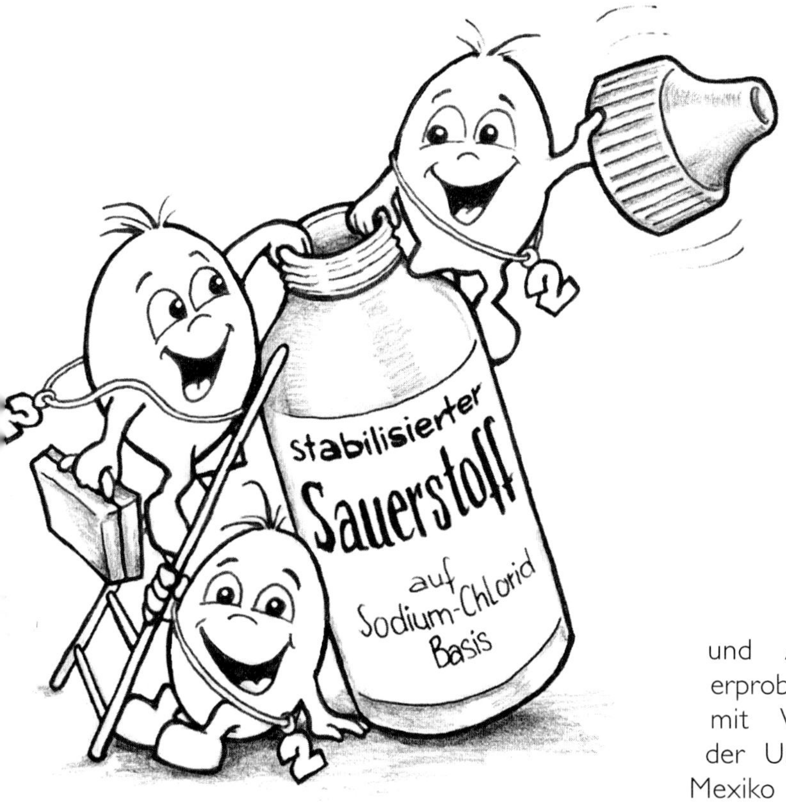

und Anwendungsmöglichkeiten erprobt hatte. Er arbeitete dabei mit Wissenschaftlern führender Universitäten in den USA, Mexiko und Kanada zusammen, um die immense Wirkung dieses molekularen Sauerstoffes zu erforschen.

Dank seines landwirtschaftlichen Hintergrundwissens erkannte E. D. Goodloe sofort, welche Auswirkungen eine molekulare Sauerstoff-Verbindung dieser Art, in der Form eines wässerigen Konzentrates, auf die menschliche Gesundheit haben würde.
Es gab bis zu diesem Zeitpunkt keine Informationen über den allgemeinen Gebrauch, bis E. D. Goodloe die Sicherheit

Nach einer Reihe diverser Handelsnamen wie Agua Sana, Ster-Bac und Aerobic 07® entwickelte sich der jetzige Handelsname: „E. D. Goodloe's Aerobic Stabilized Oxygen™, The Authentic Formula Since 1971" (E. D. Goodloe's aerober stabilisierter Sauerstoff, die authentische Formel seit 1971). **Diese Bezeichnung garantiert weltweit die Originalität und Sicherheit des Produktes.**

Mittlerweile vermarkten viele Firmen in den USA und in Kanada stabilisierte Sauerstoffprodukte. Zum Teil handelt es sich lediglich um Verdünnungen des Original-Produktes oder aus anderen Grundstoffen versuchte Mischungen, wie Chlordioxid oder Sauerstoff-Peroxid. **Diese sind zur dauerhaften Einnahme nicht geeignet und stimmen mit dem sicheren Original-Produkt nicht überein.**

Zudem schmücken sie sich selbst mit den Forschungs- und Labordaten von E. D. Goodloe, indem sie diese als ihre eigenen ausgeben ... und Broschüren, Handbücher, Bücher etc. veröffentlichen. **Dabei handelt es sich um Plagiate!** Die Firmen zitieren Forschungsergebnisse von führenden Wissenschaftlern und Ärzten aus der Vergangenheit, die gar nicht zu ihren Produkten oder Verkaufsangeboten gehören.

Es ist also von höchster Wichtigkeit, zu wissen, dass unterschiedliche stabilisierte Sauerstoffprodukte in ihrer Qualität nicht gleichwertig sind. Aerobic Stabilized Oxygen™ beinhaltet den höchsten molekularen Sauerstoffgehalt (80.000 ppm), der weltweit hergestellt wird, und ist garantiert nur authentisch, wenn der Name E. D. Goodloe auf dem Etikett erscheint.

In Deutschland ist es die in Regensburg ansässige Firma Globalis, welche das original „Aerobic Stabilized Oxygen"- Produkt importiert und sowohl in Europa als auch nach Asien ausliefert. Erhältlich ist es dann über den kompetenten Fachhandel.

Viele Jahre bemühte sich Globalis, dieses wertvolle Konzentrat auch für den deutschsprachigen Raum allgemein verfügbar zu machen. Aerobic Stabilized Oxygen als gesundheitsförderliches Nahrungsergänzungsmittel anzubieten und seine nachweislichen Heilwirkungen zu formulieren, ist wie in vielen anderen Fällen aufgrund der speziell in Deutschland herrschenden Gesetze nicht möglich. Deshalb gibt es für den Fachhandel die Einschränkung, werbemäßig auf alle gesundheitsbezogenen Aussagen zu verzichten.

Durch diese restriktiven Auflagen des Gesetzgebers ist der Vertreiber von Aerobic Stabilized Oxygen verpflichtet, den molekularen Sauerstoff lediglich als Wasseraufbereitungsmittel zu definieren. In den USA, Kanada und Australien hingegen wird Aerobic Stabilized Oxygen bereits seit über 30 Jahren ohne Einschränkung als Lebens-, bzw. Nahrungsergänzungsmittel verkauft.

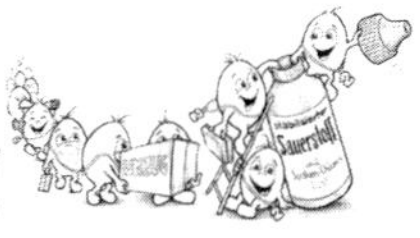

Der durch Salz stabilisierte Sauerstoff ist absolut nebenwirkungsfrei. Die Menge an Sodium, also Natrium, die das Endprodukt enthält, ist nach Aussage der Hersteller verschwindend gering, und das verbleibende Chlorid hat den positiven Nebeneffekt, dass die Zellen, vor allem die Leukozyten, es dazu benutzen, die Effizienz von Peroxidase-Enzymen zu erhöhen. Stabilisierter bzw. molekularer Sauerstoff - so nennt man ihn im Lebensmittelbereich - wird in Trinkwasser verdünnt getrunken und sofort absorbiert und in den Blutkreislauf eingespeist. Das Hämoglobin transportiert die Sauerstoffmoleküle direkt zu den Körperzellen. Dadurch kommt der vitale Oxidationsprozess des Körpers wieder in Schwung. Der Körper kann nicht nur Vitamine und Nährstoffe wieder besser aufnehmen und verbrennen, sondern er wird auch in die Lage versetzt, Giftstoffe und Ablagerungen zu beseitigen. Aerobic Stabilized Oxygen hat keine Kalorien und ist kein Medikament,

Durch die regelmäßige Einnahme von 10 bis 20 Tropfen stabilisiertem Sauerstoff können folgende positive Wirkungen erzielt werden:

- verbesserte Sauerstoffaufnahme in den Körperzellen
- Stärkung des Immunsystems
- Erhöhung von Ausdauer, Konzentrationsfähigkeit und Wachsamkeit
- Beruhigung des Nervensystems
- Unterstützung des Körpers bei der Versorgung seiner Grundfunktionen mit Sauerstoff
- Ausgleich von Übersäuerung des Körpers
- Eindämmung von infektiösen Bakterien, Viren, Pilzen und Parasiten ohne Schädigung wohltätiger Mikroorganismen
- verbesserte Aufnahme dem Körper zuträglicher Substanzen
- beschleunigte und intensivere Verwertung von essentiellen Inhaltsstoffen aus Nahrungs- und Nahrungsergänzungsmitteln
- vermehrte Verfügbarkeit von Sauerstoff für die Oxidation, also die Verbrennung von Toxinen
- schnellere Regeneration nach Stress, körperlicher Überanstrengung oder Verletzungen
- Besserung von Beschwerden, die mit der Atmung oder dem Immunsystem zusammenhängen: Allergien, Asthma, Nebenhöhlenentzündungen
- höherer Sauerstoffgehalt in Blut und Gewebe und damit ein möglicher Anstoß zur Selbstheilung .

Die Hilfestellung, die stabilisierter Sauerstoff bei der Selbstheilung des Körpers zu leisten vermag, ist beeindruckend. Spürbare und sichtbare positive Auswirkungen auf Herzschlag, Hauttonus, Immunabwehr und den Gesundheitszustand insgesamt lassen den Anwender in den Genuss von mehr Aktivität und Lebensfreude und damit einer besseren Lebensqualität kommen.

Stabilisierter Sauerstoff - das elementare Gesundheitsmittel der Zukunft?

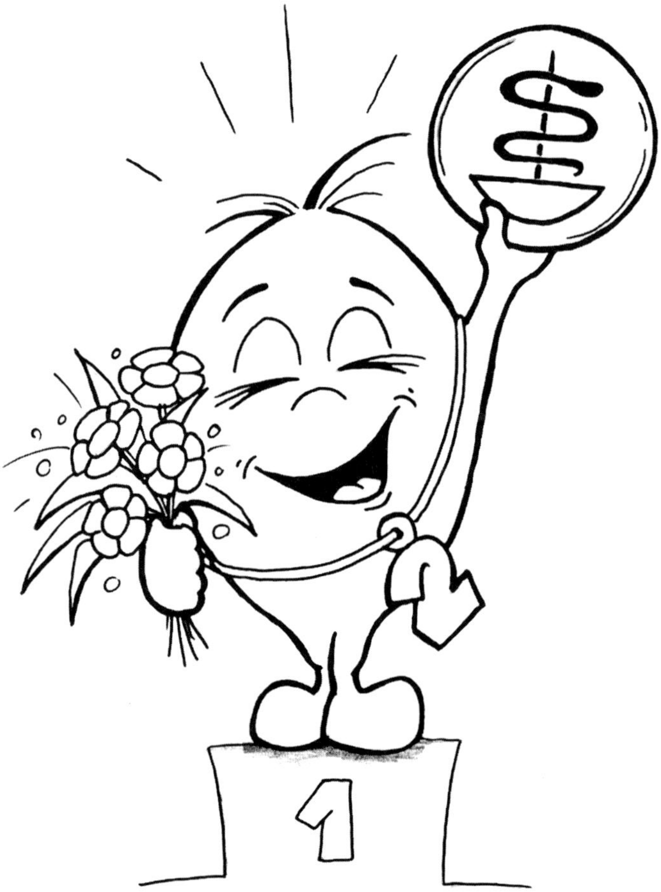

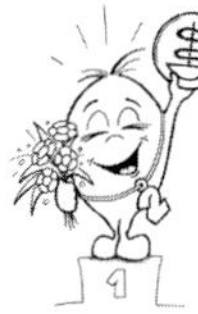

Nicht wenige Fachleute hielten den stabilisierten Sauerstoff als neues Therapeutikum für vielversprechend. Die Tatsache, dass die Einnahme nicht nur denkbar einfach und zugleich außerordentlich wirkungsvoll, sondern auch noch völlig risikofrei sein sollte, verblüffte Mediziner, Pharmakologen und Ernährungswissenschaftler gleichermaßen.

Die antibakterielle Wirksamkeit wie auch die Unschädlichkeit des stabilisierten Sauerstoffs sind durch entsprechende Laborergebnisse zweifelsfrei nachgewiesen (Pan American Health Organization - Washington, Science Research Center - Abilene in Texas, Aqua Chem Laboratories - Deer Park in Texas, University of California, Davis).

Stabilisierter Sauerstoff wird in den USA und Kanada als natürliche Nahrungsergänzung gehandelt, weil er keine synthetischen Substanzen enthält und absolut ungiftig ist. **Eine schädigende Überdosierung ist so gut wie unmöglich, da die Eisenatome, die den Sauerstoff in die roten Blutkörperchen und von dort in die Körperzellen transportieren, nur eine bestimmte Menge an Sauerstoffmolekülen aufnehmen können.**

Angesichts der zahllosen Nebenwirkungen, die man normalerweise bei der Einnahme von Medikamenten in Kauf nehmen muss, erscheint eine Substanz, die unterschiedliche hartnäckige und lebensbedrohende Erreger zu beseitigen vermag, aber ohne unerwünschte Begleiterscheinungen auskommt, tatsächlich wie eine kleine Sensation.

Aussagen von Fachleuten

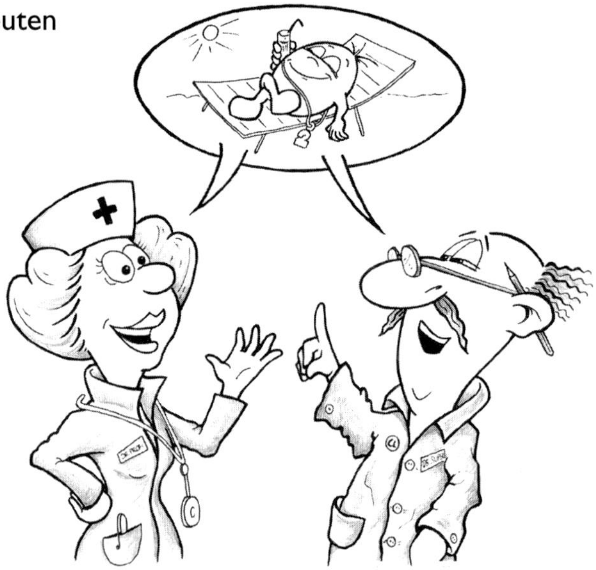

Da nicht beabsichtigt war, Aerobic Stabilized Oxygen als Arzneimittel auf den Markt zu bringen, hat man bisher auf systematische Untersuchungen durch Mediziner verzichtet. Demzufolge darf Aerobic Stabilized Oxygen nicht als Medikament, sondern lediglich als Wasserreinigungs- und Nahrungsergänzungsmittel vertrieben werden.

Somit steht seine desinfizierende Wirkung im Vordergrund, die Heilung von Krankheiten jedoch darf der Hersteller nicht versprechen. Viele begeisterte Berichte von Sauerstoff-Anwendern wie auch Testberichte von Wissenschaftlern lassen jedoch den Schluss zu, dass Aerobic Stabilized Oxygen weitaus mehr zu leisten vermag als die erlaubte Deklaration verspricht.

Japanische Wissenschaftler haben untersucht, inwieweit sich der partielle Druck des Sauerstoffs im arteriellen Blut durch die Einnahme von stabilisiertem Sauerstoff verändert. Vor der Einnahme des Sauerstoffes bewegte sich der partielle Druck im Blut bei allen getesteten Personen zwischen 75-90 mmHg. Bei einem gesunden Menschen liegt der Wert ungefähr bei 98 mmHg.

Innerhalb von 30 Minuten nach der Einnahme von stabilisiertem Sauerstoff begann der Partialdruck der Versuchspersonen zu steigen und pendelte sich nach eineinhalb bis zwei Stunden bei einem Mindestwert von 95 mmHg ein. Eine Versuchsperson, bei der man den dramatisch niedrigen Wert von 75 mmHg gemessen hatte, erreichte sogar den Idealwert von 98 mmHg. Erst nach ca. drei Stunden sanken bei allen Versuchspersonen die Werte langsam wieder ab (the Bio/Tech News 1996).

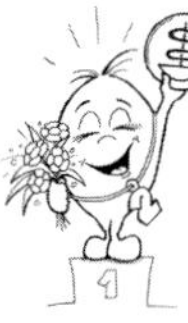

Dr. Heinz Konrad, Arzt in Sao Paulo, Brasilien, berichtet von einer 85-prozentigen Erfolgsrate bei der Behandlung von Herpes mit Sauerstoff.

Das Nutritional Health Centre in Australien konnte mithilfe eines Plasmaprinters und eines Biotransmitters aufzeichnen, dass bei den Patienten zehn Minuten nach der Einnahme von stabilisiertem Sauerstoff sämtliche Energielevel deutlich angehoben waren. Ähnliches konnte 1985 Dr. Bellina, Direktor des Omega-Instituts in Los Angeles, nachweisen. Nach der Einnahme von Aerobic Stabilized Oxygen stieg die Sauerstoffanreicherung des Blutes signifikant.

Physische Belastungstests zeigten zudem, dass die Leistungsfähigkeit nach der Einnahme von Sauerstoff enorm anstieg. Bellina schloss aus diesen Ergebnissen, es müsse einen Mechanismus geben, der es ermöglicht, über den Verdauungstrakt oder auch aufgrund einer speziellen Pufferfähigkeit dem menschlichen Organismus mit Aerobic Stabilized Oxygen mehr Sauerstoff zuzuführen.

Auch Dr. James Berg, Arzt an der Stanford University School of Medicine, Abteilung für Medizinische Mikrobiologie in Californien, hat einige der möglichen Wirkmechanismen von Aerobic Stabilized Oxygen beschrieben. Wird es äußerlich aufgetragen, so Dr. Berg, kann das Produkt als ein osmotischer Wirkstoff funktionieren. Der enthaltene osmotische Bestandteil stellt zum Beispiel bei Verbrennungen oder Kontakt mit allergenen Substanzen eine ausreichende Treibkraft bei der Entfernung von Toxinen von der Haut dar. Bei äußerlicher wie auch innerlicher Anwendung kann stabilisierter Sauerstoff als nichtspezifisches Biozid eingesetzt werden.

Extrem effektiv ist Aerobic Stabilized Oxygen bei der Vernichtung von Viren, Bakterien und Pilzen wie Legionella Pneumophilia, Poliovirus und vielen anderen Krankheitserregern. Möglicherweise ist dem molekularen Sauerstoff eine bessere Nutzung von Chlorit durch die Zellen, vor allem durch Leukozyten bei gleichzeitig erhöhter Effizienz der Peroxidasen zuzuschreiben. Peroxidasen sind als Enzyme innerhalb der Immunabwehr maßgeblich an der Verbrennung körperfremden Materials, z.B. Viren, beteiligt. Aerobic Stabilized Oxygen steigert signifikant die Wirksamkeit der beiden Enzyme Chloroperoxidase und Peroxidase.

Gilbert Gordon, Professor und Direktor der Hughes Laboratories an der Miami-Universität in Oxford, Ohio, schreibt: "Aerobic Stabilized Oxygen hat gegenüber anderen Produkten, die derzeit auf dem Markt existieren, viele Vorteile. Auf jeden Fall ist klar, dass die Anwendung von Redox-gepufferten Oxyhalogenen Lösungen als stabile chemische Quelle von Reaktionsstoffen für entgiftende und reinigende Prozesse höchst bedeutsam ist. Publikationen zu neueren wissenschaftlichen Forschungen und internationalen Symposien über die Thematik der Chlorin-Dioxid-Chemie machen deutlich, dass Aerobic Stabilized Oxygen die Erwartungen seiner Erfinder bei weitem übertreffen wird."

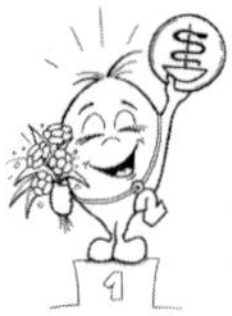

In seinem Bericht über Effizienz und Toxizität von Aerobic Stabilized Oxygen schreibt Dr. Peoples, Universität von Californien in Davis: "Generell betrachtet sind die Ergebnisse der Arbeit, die unter kontrollierten Bedingungen gemacht wurden, ermutigend, denn sie zeigen ein relativ niedriges Maß an Toxizität, gleichzeitig jedoch deutlich einen therapeutischen Wert bei der Behandlung von Verbrennungen und lokalen Infektionen. Bei der Vermehrung von Mäusen zeigten sich signifikante Wirkungen sowohl in der steigenden Anzahl der Trächtigkeiten als auch der Zahl der Jungen pro Wurf. Dies könnte eine sehr wichtige Anwendungsmöglichkeit in der Tierzucht darstellen."

Dr. Guillermo Garcia Basurto, Medizinischer Direktor des Roten Kreuzes in Mexiko-City, schwärmt von den "oft verblüffenden Resultaten" durch stabilisierten Sauerstoff in der humanmedizinischen Praxis. Bei Verbrennungen zweiten und dritten Grades konnte er nach Aufsprühen einer Mixtur, basierend auf stabilisiertem Sauerstoff, einen sofortigen Rückgang der Schmerzen beobachten. Die Narben der behandelten Verbrennungen zweiten oder dritten Grades waren weich und sahen fast wie normales Gewebe aus. Das Produkt verhinderte oder beendete Infektionen sehr häufig gerade in solchen Fällen, in denen verschiedene Antibiotika nicht wirkten. Schnitte nach Operationen heilten in kürzerer Zeit als üblich. Leukozytose und Infektionen im Umkreis der Wundränder blieben völlig aus. Auch Anzeichen allergischer Reaktionen in der Naht verschwanden völlig.

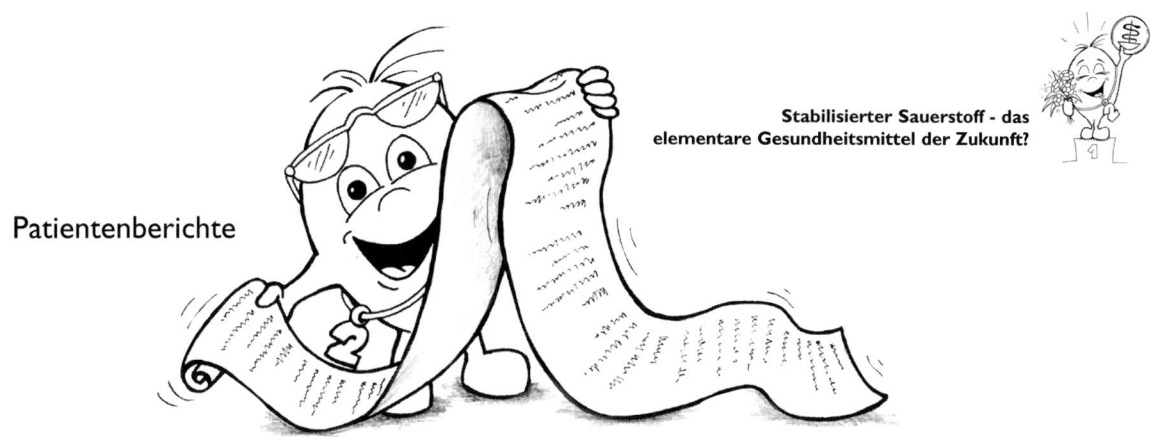

Patientenberichte

Welche Erfahrungen machen die Menschen mit dem stabilisierten Sauerstoff?
Nachfolgend einige Dankesschreiben an die Herstellerfirma, die das Produkt Aerobic Stabilized Oxygen in den USA, in Canada, Australien, Großbritannien und seit kurzem auch in Deutschland vertreibt:
"Mein Freund Norman ist ein Veteran aus dem zweiten Weltkrieg und leidet seit dieser Zeit an den verschiedensten Beschwerden. Er ist nun Mitte 70 und hat in den letzten Monaten einen Herzanfall erlitten, mit allen Begleitsymptomen. Weil ich selbst so gute Erfahrungen mit Aerobic Stabilized Oxygen gemacht hatte, wies ich Norman darauf hin. Er begann sofort damit, 40 oder mehr Tropfen am Tag zu nehmen, und innerhalb kürzester Zeit fühlte er, wie Gesundheit und Energie langsam zurückkehrten. Sein Arzt zeigte sich erstaunt über die enormen Fortschritte. Norman erzählte ihm, was er einnahm; der Arzt hatte bereits von Aerobic Stabilized Oxygen gehört und sagte ihm, er solle ruhig damit weitermachen und dazu bestimmte Vitamine einnehmen, die er für seine Kondition brauche. Seither geht Norman regelmäßig zu einem Herzspezialisten, hat alle Medikamente abgesetzt und nimmt nur noch Aerobic Stabilized Oxygen und Vitamin E. Ich bin glücklich sagen zu können, dass Normans Zustand sich nach wie vor stetig bessert, er sich jeden Tag fitter fühlt, viel aktiver ist und dem Tag dankt, an dem er auf Aerobic Stabilized Oxygen gestoßen ist."

"Vor kurzem litt eine Patientin an einem Husten, der durch die Medikamente verursacht wurde, die sie gegen ihren hohen Blutdruck nahm. Nach einer Woche täglicher Einnahme von zweimal zwanzig Tropfen am Tag war ihr Husten völlig verschwunden. Sie hörte eine Woche lang wieder damit auf, Aerobic Stabilized Oxygen zu nehmen, und der Husten kam zurück. Dank Aerobic Stabilized Oxygen kann sie den medikamentösen Nebeneffekten entgegenwirken!"

"Ich habe wunderbare Erfahrungen mit Aerobic Stabilized Oxygen gemacht. Früher lief ich einmal um den Block, dann musste ich umdrehen und kam völlig erschöpft zuhause an. Jetzt kann ich eine Meile hin und zurück laufen und fühle mich gut. Ich gehe wieder zur Arbeit, und ich laufe eine Menge dort. Ich bin mindestens zehn Stunden täglich auf den Beinen, weil ich in einem großen Pflegeheim arbeite. Ich habe auch keine schmerzenden Beine mehr, und ich fühle mich nicht mehr so müde, wie ich es früher immer war. Danke an Aerobic Stabilized Oxygen."

"Ich bin eine 77 Jahre alte Frau und habe vor zehn Jahren damit begonnen, täglich Aerobic Stabilized Oxygen zu nehmen. Davor litt ich jeden Winter an einer schlimmen Bronchitis und Lungenentzündung. Mein Doktor verschrieb mir zwei Wochen lang Antibiotika, die ich dann nahm und wieder genas. Wie auch immer, nach weiteren zwei Wochen oder einen Monat später, lag ich wieder mit dem gleichen Leiden danieder. Ein Freund brachte mich zur Sauerstofftherapie, und glauben Sie mir, in den folgenden zehn Jahren hatte ich keine einzige Lungenentzündung, ja nicht einmal einen Schnupfen. Sobald der Hals rauh wird, nehme ich sofort ein paar Extratropfen, und am nächsten Tag fühle ich mich bestens, ohne Anzeichen für eine Halsentzündung oder einen Schnupfen. Das beweist mir, dass Aerobic Stabilized Oxygen ein wunderbarer Immunisator ist. Ich habe die ganze Familie vom Sauerstoff überzeugt, und wir alle haben sämtliche Erkältungs- und Grippesymptome erfolgreich in die Flucht geschlagen."

"Ich habe wunderbare Ergebnisse mit Aerobic Stabilized Oxygen erzielt. Mein ganzes Leben lang hatte ich Nebenhöhlen-Probleme. Ich bekam so oft Sinusitis-Attacken, dass ich mich manchmal fragte, ob das Leben eigentlich nur aus solchen Sinusitisanfällen bestand. Es war sehr entmutigend! Ich war es auch so leid, Medikamente zu nehmen. Aerobic Stabilized Oxygen hat das alles geklärt, und wenn ich mal einen Anfall bekomme, so ist er sehr leicht und kommt nur ein- oder zweimal im Jahr. Ich fühle mich wie ein neuer Mensch. Ein positiver Nebeneffekt war, dass die Brustbeklemmungen, die ich jahrelang hatte, ebenfalls verschwanden. Ich werde nie wieder ohne mein Aerobic Stabilized Oxygen irgendwohin gehen. Ich nehme es immer mit. Vielen Dank dafür, dass Sie mein Leben soviel angenehmer gemacht haben."

"Mein Mann hatte ein sehr schwaches Herz und schien nie genug Luft zu bekommen. Er fing an, Aerobic Stabilized Oxygen zu nehmen und man konnte fast sehen, wie sich seine Gesichtsfarbe verbesserte, ebenso seine Atmung. Es ist mit Sicherheit eine große Hilfe für uns gewesen."

"Ich hatte hohen Blutdruck, 180 zu über 110. Jemand sagte mir, dass Aerobic Stabilized Oxygen bei seinem Bluthochdruck geholfen habe, also fing ich an, dreimal täglich 20 Tropfen zu nehmen. Nach drei Monaten war mein Blutdruck wieder völlig normal. Mein Arzt und ich waren hocherfreut. Aerobic Stabilized Oxygen hat mir zudem eine Energie gegeben, die ich meines Wissens niemals zuvor hatte. Es hat mich wieder lebendig werden lassen. Es ist einfach großartig!"

"Ich kann es kaum glauben! Nach einem sechs Jahre währenden Kampf mit Candida Albicans fange ich an, einen Hoffnungsschimmer am Horizont zu erblicken, endlich davon loszukommen! Aerobic Stabilized Oxygen ist dieser Hoffnungsschimmer. Ich nehme Aerobic Stabilized Oxygen nun einige Monate, und habe die Dosis von 20 auf 50 Tropfen dreimal täglich erhöht, ohne Nebenwirkungen, und es wirkt! Die "pelzige Zunge" ist weg, die Haut ist klarer, und obwohl ich immer noch ein bisschen niese, wache ich morgens

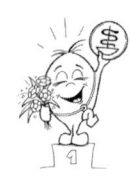

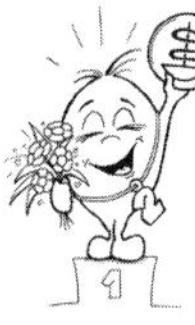

nicht mehr mit diesem Gefühl auf, dauernd niesen zu müssen. Rauch, Staub und Abgase beeinträchtigen mich nicht mehr, und solange ich bei meiner Diät aufpasse und regelmäßig Aerobic Stabilized Oxygen einnehme, weiß ich, dass ich schließlich gewinnen werde. Zu jedem, der unter Candida leidet, kann ich nur sagen, versuch es! Es ist wie ein Wunder für mich. Mein Arzt hatte mir Rezepte verschrieben, aber die halfen gar nichts."

"Als Leistungsschwimmer im Training für die Nationalen Meisterschaften und vielleicht sogar die Olympischen Spiele nächsten Sommer empfinde ich Ihre Produkte geradezu als ein "Muss" in meinem Trainingsprogramm. Aerobic Stabilized Oxygen ist ein wichtiger Teil meines Programms, weil es mir hilft, ein sehr hohes Trainingsniveau durchzuhalten, ohne durch das jahreszeitlich bedingte Asthma unterbrochen zu werden, das mich im Winter und Frühjahr quält. Meine Dosierung ist zwölf Tropfen dreimal am Tag, und das hält meine Atmung stabil und klar. Ich benutze den Sauerstoff aber auch in der Wettkampfvorbereitung. Wenn das Schwimmtreffen naht, erhöhe ich die Dosis schrittweise, so dass ich am Wettkampftag bei dreimal dreißig Tropfen am Tag, sozusagen auf dem Sauerstoffgipfel angekommen bin, was mir dabei hilft, Bestleistung zu erbringen."

"Im Februar 1987 wurde ich mit einem akuten Blutstau im Herzen ins örtliche Krankenhaus in die Notaufnahme eingeliefert. Ich hatte sehr hohen Blutdruck und nahm seit 26 Jahren die verschiedensten Medikamente deswegen. Man machte ein Angiogramm bei mir und sah, dass eine Arterie in meinem rechten Oberschenkel nicht aufhörte zu bluten, was einen Blutklumpen in meiner Leiste verursachte, der die Blutzirkulation in meinem Bein unterbrach. Die Schmerzen waren entsetzlich, und die Ärzte befürchteten, dass sich ein Brand entwickeln könnte. Sie konnten den Blutklumpen nicht entfernen und erwogen eine Amputation meines Beines. Die folgende Woche hatte ich eine Angioplastie, die die Arterien öffnen sollte, doch ohne Erfolg. Ein junger Mann aus meiner Kirche sagte mir, dass seine Mutter eine ähnliche Erfahrung gemacht hatte und sich nun völlig erholt habe. In der zweiten Woche, nachdem ich Aerobic Stabilized Oxygen angefangen hatte zu nehmen, waren meine Schmerzen völlig verschwunden. Nach zwei Monaten war der Blutpfropf auf Walnussgröße geschrumpft, und die Schwärze meines Beines und meines Hinterteils war fast verschwunden. Mein Blutdruck sank, und ich setzte fast alle Medikamente ab. Zwei Herzklappen, die nicht mehr richtig funktionierten, arbeiten wieder normal. Es ist kaum zu glauben, dass ich mich dermaßen gut fühle, nachdem ich in einem so schlechten Zustand war. Meinen herzlichen Dank an Aerobic Stabilized Oxygen.
Ich möchte diese tolle Erfahrung einfach mit anderen Menschen teilen."

"Ich gebe meiner achtjährigen Tochter Ihr Aerobic Stabilized Oxygen, um ihre Kopfschmerzen zu lindern. Meine Mutter hatte jahrelang Migräne und begann letztes Jahr damit, neben den ursprünglichen Tabletten Aerobic Stabilized Oxygen zu nehmen; jetzt fühlt sie sich viel besser, was man auch sieht und hat keine Migräne mehr. Meine Tochter bekam vor einiger Zeit schwere Kopfschmerzen. Unser Arzt überwies sie an einen Neurologen, der sagte, dass ihre Kopfschmerzen vielleicht erblich bedingt seien und sie lernen müsste, damit zu leben. Sie weinte oft vor Schmerzen und musste in ihr verdunkeltes Zimmer gehen und versuchen zu schlafen. Wir beschlossen, Ihr Produkt auszuprobieren, und sie hat keine Migräne mehr. Wir danken Gott für Ihr Produkt; es war furchtbar, sie so leiden zu sehen. Wir hoffen, dass andere dies lesen und Hilfe von Ihnen bekommen."

"Ich bin heute eine siebzigjährige Frau, die sich äußerst fit fühlt und viele Arbeiten den ganzen Tag über erledigen kann. Noch vor weniger als zwei Monaten konnte ich gerade mal eine wichtige Sache erledigen und das Essen kochen, dann musste ich aufhören, weil ich mich vollkommen erschöpft fühlte. So ging das vier- oder fünfmal die Woche. Ich fing an, fünf bis zehn Tropfen Aerobic Stabilized Oxygen am Tag zu nehmen, und kurz bevor zwei Wochen vorbei waren, realisierte ich, dass ich kein einziges Mal die alte schreckliche Erschöpfung gehabt hatte. Ich bin davon überzeugt, dass Aerobic Stabilized Oxygen ein Segen ist, auch weil mein Mann es nimmt. Er findet, dass sich sein Gehör sehr gebessert hat und es ist eine Freude, seine Ausdauer zu beobachten, denn er leistet viel mehr, seit er im Ruhestand ist. Ich danke Ihnen!"

"Ich bin Naturheilpraktiker. Seit ich Aerobic Stabilized Oxygen anwende, bin ich außerordentlich zufrieden mit den Ergebnissen:

Fall 1: Eine Frau in den späten 60ern litt an Herzschwäche und Kreislaufproblemen mit häufigen Angina-Anfällen, mindestens 2-3mal am Tag. Während eines Anfalls gab ich ihr zwanzig Tropfen Aerobic Stabilized Oxygen in einem Glas Wasser. Innerhalb von wenigen Sekunden verschwanden ihre Schmerzen. Ich riet ihr, dreimal täglich zwanzig Tropfen Aerobic Stabilized Oxygen zu nehmen. Sie gibt die Tropfen in einen Liter Wasser und trinkt das über den Tag verteilt. Ich sah sie zwei Wochen später wieder, sie berichtete, dass sie keinen Angina-Anfall mehr gehabt habe und sich auch ihre Beinkrämpfe gelöst hätten.

Fall 2: Eine junge Frau Anfang 20 mit einem schlimmen Ekzem. Nach nur kurzer Zeit, ungefähr einer Woche, bei fünf Tropfen Aerobic Stabilized Oxygen dreimal täglich und dem Auftupfen einer stark verdünnten Aerobic-Stabilized-Oxygen-Lösung auf die betroffenen Partien im Gesicht ist die Haut praktisch normal.

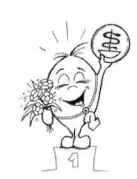

Fall 3: Ein Mann, Ende 60, mit Gelenkarthritis. Dieser Herr konnte immer nur ein paar Treppenstufen auf einmal gehen, mit Hilfe von Krücken. Stehen war für ihn, egal wie lange, eine schmerzhafte Angelegenheit. Dieser Mann bekommt gleichzeitig Medikamente von seinem G.P.. Seit er dreimal täglich 20 Tropfen Aerobic Stabilized Oxygen nimmt, hat er erstaunliche Resultate erzielt. Er berichtet von einer signifikanten Veränderung bereits in den ersten drei Wochen. Ich ermutigte ihn, weiterzumachen. Am Ende der vierten Woche fühlte er, dass seine Gelenke beweg-

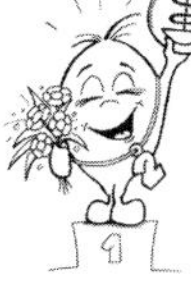

licher wurden. Mittlerweile nimmt er Aerobic Stabilized Oxygen seit drei Monaten, und er ist annähernd schmerzfrei - "einfach ein Unterschied wie Tag und Nacht", sagt er.

Fall 4: Ein Mann Ende 60, der über bereits sechs Wochen dauernde schwere Kopfschmerzen klagte. Die Untersuchungen seines G.P. waren alle ohne Ergebnis, und er nahm Schmerzmittel. Ich gab ihm zehn Tropfen Aerobic Stabilized Oxygen in einem Glas Wasser aufgelöst und massierte seinen Rücken, Nacken und Schultern. Innerhalb weniger Minuten sagte er, dass der Kopfschmerz nur noch schwach sei. Ich gab ihm die Anweisung, die gleiche Dosis noch einmal vor dem Schlafengehen zu nehmen. Er rief mich am nächsten Morgen an und sagte, dass er so gut wie lange nicht geschlafen habe und dass seine Kopfschmerzen weg seien."

Ein weiterer Naturheilpraktiker berichtet von folgendem Selbstversuch:
"Ich habe fünf Wochen lang Aerobic Stabilized Oxygen-Tropfen eingenommen, dann acht Tage lang keine. Dann betrachtete ich das Blut unter einem starken Mikroskop. Die roten Blutkörperchen waren frei und sehr flexibel, die weißen Blutkörperchen bewegten sich gut. Das Blut war flüssiger als vorher. Ich nahm dann nochmals zwanzig Tropfen, wartete eine Stunde und schaute das Blut erneut an. Die Bereiche mit Freien Radikalen waren um die Hälfte minimiert. Ich machte einen weiteren Test mit einem Patienten, der zuvor kein Aerobic Stabilized Oxygen genommen hatte - ich gab ihm zwanzig Tropfen, und nach einer halben Stunde betrachteten wir das Blut gemeinsam. Die Bereiche mit Freien Radikalen waren innerhalb der halben Stunde ebenfalls um die Hälfte reduziert worden."

Und hier noch einige weitere Zeugnisse:
"Ich hatte eine schwere Herzkranzverengung und viele Probleme mit Gürtelrose. Nachdem ich Aerobic Stabilized Oxygen genommen hatte, freue ich mich, sagen zu können, dass ich die grässlichen Kopfschmerzen nicht mehr habe, und die Gürtelrose auf meinem Rücken verschwand innerhalb von fünf Tagen nach der ersten Einnahme von Aerobic Stabilized Oxygen. Ich badete meinen Rücken und nahm dazu zwanzig Tropfen morgens und abends. Meine Haut war richtig blau und ist jetzt wieder rosa. Ich fühle mich viel besser und bin sehr zufrieden mit dem Ergebnis."

"Vor kurzem wurde eine gutartige Geschwulst von meinem rechten Fuß entfernt, etwa in der Größe eines Hühnereis. Die Operation (und der erwartete zweitägige Krankenhausaufenthalt) verwandelte sich in einen fünf Monate dauernden Albtraum. In der Klinik infizierte sich der Fuß mit einem bösartigen Staphylokokken-Erreger. Ich konnte die Entzündung zwar durch Eispackungen, Medikamente und ähnliches unter Kontrolle bringen, aber eine vollständige Heilung war nicht möglich. Durch Zufall hörte ich von Aerobic Stabilized Oxygen und nach zehn Tagen mit fünf Tropfen morgens und abends wurde die Farbe des Fußes wieder normal, und heute, da ich Ihnen schreibe, ist die Infektion nur noch ein kleiner Punkt."

"Ich bin 29 Jahre alt. Seit meinem ersten Kind 1983 habe ich ziemlich durchgehend Zahnfleischbluten. Während der späteren Schwangerschaften war es schlimmer, mit nicht so durchgehendem Bluten zwischendurch, aber gemeinhin rechnete ich immer damit, dass die Zähne morgens blutverschmiert waren und das Bluten fast jedesmal anfing, sobald ich meine Zähne putzte. Es war für mich zwar nicht besonders dramatisch, aber es war doch sehr angenehm, dass nach nur einer Woche Aerobic Stabilized Oxygen das Bluten aufhörte. Ich habe es jetzt weitere drei Monate genommen und nur höchstens zweimal hat das Zahnfleisch geblutet, als ich mir die Zähne putzte."

"Ich bin ein sehr aktiver 45-jähriger Mann. Ich fuhr zwanzig Jahre lang Radrennen und errang meinen letzten australischen Titel 1978. Dann begann ich zu laufen und wechselte zum Triathlon. Ich habe einen Marathonlauf in weniger als dreieinhalb Stunden geschafft und den "Sydney to Surf 14 K" in weniger als einer Stunde. Ich hatte einundzwanzig Jahre lang Rückenprobleme und ging seit 1968 regelmäßig zum Chiropraktiker. Vor sechzehn Wochen habe ich damit angefangen, zweimal am Tag zehn Tropfen Sauerstoff zu nehmen. Ich war seit zehn Wochen nicht einmal in der Nähe eines Chiropraktikers und vorher ging ich vierzehntägig. Ebenso verschwand die Übersäuerung in meinem Verdauungssystem und auch die Hämorrhoiden, die ich zwei Jahre lang hatte."

Fasst man die Patienten- und Anwenderberichte zusammen, so lässt sich sagen, dass sich eine Vielzahl von Krankheitsbildern durch die Einnahme von stabilisiertem Sauerstoff entscheidend zu verbessern scheint. Alle Patienten berichten von einem Energieschub, der beim Heilungsprozess vermutlich eine wichtige Rolle spielt. Sehr gute Erfolge erzielt der stabilisierte Sauerstoff bei solchen Infekten, die durch anaerobe Krankheitserreger wie Fäulnisbakterien, Viren und Pilze ausgelöst wurden, z.B. Sinusitis-Infekte, Gürtelrose, Ekzeme, schlecht heilende Wunden oder Candida Albicans. Dieses breite Anwendungsspektrum wird von den Untersuchungsergebnissen der verschiedenen Labore bestätigt, die das Potential des stabilisierten Sauerstoffs bei der Bekämpfung von schädlichen Mikroorganismen verdeutlichen.

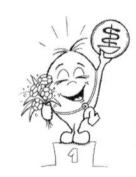

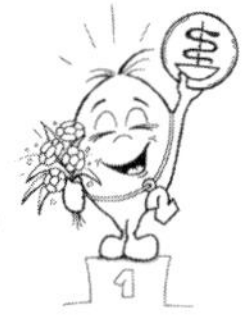

Die Ergebnisse der Laboruntersuchungen

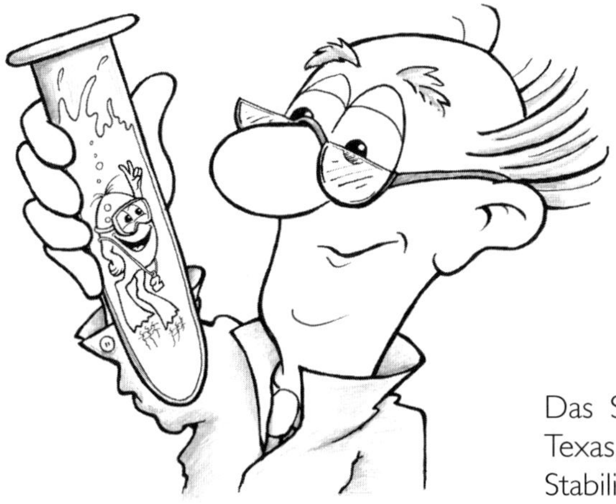

Die Tests, die von den AGAT Laboratories in Calgary, Alberta, durchgeführt wurden, ergaben eindeutig, dass eine direkte Verbindung zwischen der in Wasser aufgelösten Menge Aerobic Stabilized Oxygen und der Menge an verfügbarem Sauerstoff existiert. Mit erhöhter Dosierung von Aerobic Stabilized Oxygen stieg auch die festgestellte Sauerstoffkonzentration in der Flüssigkeit.

Die Firma Professional Services Industries Inc. in Arlington, Texas, testete Aerobic Stabilized Oxygen im Einsatz gegen eine lebensfähige Kultur von Giardia Lambia. Mit einer Zugabe von zehn Tropfen des stabilisierten Sauerstoffs konnten in verschiedenen Giardia-Lambia-Konzentrationen innerhalb von zweieinhalb Minuten, bei Zugabe von fünf Tropfen innerhalb von drei Minuten, alle Parasiten abgetötet werden.

Das Science Research Center in Abitelene, Texas, untersuchte die Wirkung von Aerobic Stabilized Oxygen auf die fünf wichtigsten Erreger von Magen-Darm-Erkrankungen, nämlich Salmonella Typhi, Viberia Cholerae, Campylobacter Fetus SS Jejuni, Escherichia Coli (H10407) und Staphylococcus Aureus, allesamt häufig im Wasser vorkommende Krankheitserreger. Die Studie zeigte, dass eine Behandlung mit Aerobic Stabilized Oxygen bestens dazu geeignet ist, verseuchtes Wasser effektiv zu reinigen. Die Menge, die nötig ist, um wirkungsvoll alle Krankheitserreger abzutöten, hängt dabei vom Grad der Verschmutzung des Wassers durch organisches Material und Bakterien ab.

Die Aqua Chemical Laboratories Inc. in Deer Park, Texas, reicherten fünf Gallonen normales Leitungswasser mit hohen Konzentrationen von Schwermetallverbindungen (Arsen, Barium, Kadmium, Chrom, Kupfer, Eisen, Blei, Magnesium, Mangan, Quecksilber, Nickel, Selen, Silber und Zink) an und fügten anschließend

30 Tropfen Aerobic Stabilized Oxygen hinzu. Die ausgezeichneten Testergebnisse veranlassten Thomas. C. Bedford, den Präsidenten von Aqua Chemicals Laboratories Inc., zu der Aussage, es gäbe im Bereich der Wasseraufbereitung eine große Bandbreite an Einsatzmöglichkeiten für Aerobic Stabilized Oxygen.

Lowel P. Hager, Leiter der biochemischen Abteilung der Universität Illinois in Urbana, schrieb: "Wir haben Aerobic Stabilized Oxygen mit den beiden aus Meerrettich gewonnenen Enzymen Peroxidase und Chloroperoxidase getestet und herausgefunden, dass es ein Substrat enthält, das die enzymatische Halogenation unterstützt. Wenn es ein ähnliches Enzym oder ähnliche Enzyme auf der Hautoberfläche oder in den Bakterien und Pilzen gibt, dann wäre dies eine gute Ausgangslage für die antimikrobielle Wirkung von Aerobic Stabilized Oxygen. Dies würde die Entdeckung einer enzymgebundenen, chlorin-aktiven Substanz bedeuten, die auf Mikroorganismen antibiotisch wirkt".

Nach Meinung von S. Anderson Peoples, Professor für Pharmakologie an der Universität von Californien in Davis, basiert Aerobic Stabilized Oxygen in erster Linie auf Wirkungsprinzipien der Oxidation und ist scheinbar dadurch in der Lage, die körpereigenen Abwehrreaktionen zu stimulieren und zusätzliche oxidative Kapazitäten auf der Zellebene zu liefern. Es optimiert die natürlichen Körperfunktionen und Abwehrkräfte. Darum bezeichnet Peoples Aerobic Stabilized Oxygen als ein wirksames Mittel, welches praktisch keinerlei Nebenwirkungen oder Wechselwirkungen besitzt.

Dr. Basa vom Kaiser Hospital in San Francisco, dem die Verantwortung für die Sterilität sämtlicher Inhalationsapparate, so auch die Desinfektion aller Geräte unmittelbar nach Gebrauch obliegt, testete den stabilisierten Sauerstoff über sechs Monate im Vergleich zu zwei herkömmlichen Desinfektionsmitteln. Fünfzig verschiedene Tests ergaben, dass stabilisierter Sauerstoff nicht nur als der bei weitem effektivste Bakterienkiller abschneidet, sondern sogar besser wirkt als sämtliche Desinfektionsmittel, die Basa bis dahin kennengelernt hatte. Anders als bei handelsüblichen Produkten verfärbten sich keine Plastikteile von Geräten beim Einsatz von Sauerstoff. Die Schläuche wurden weder brüchig noch weich wie nach der Behandlung mit anderen Desinfektionsmitteln. Auch Metallteile zeigten keinerlei Spuren von Rost oder Korrosion, wie das bei öl- oder phenolhaltigen Desinfektionsmitteln oftmals der Fall ist.

Eine Untersuchung des Stanford Research Instituts zeigte, dass dieses von Dr. Basa getestete Sauerstoffprodukt nur biologisch abbaubare Inhaltsstoffe enthält. Nach Basa`s Meinung liegt darin ein unschätzbarer Vorteil gegenüber üblichen Reinigern, die toxische Substanzen wie Phenol enthalten und dadurch lebendes Gewebe zerstören können.

Wie der Leiter der Inhalationsabteilung feststellte, wurden auch die größten und hartnäckigsten Feinde der Krankenhaussterilität, nämlich Staphylokokken, Streptokokken und Pseudomonia, von dem Sauerstoffprodukt vernichtet.

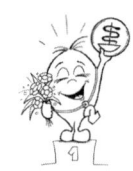

Dr. John Ubelaker, Professor für Biologie, bescheinigte, dass Aerobic Stabilized Oxygen eine Vielzahl von Bakterien, Protozoen, Pilzen und parasitären Organismen eliminiert. Er hatte die Wirkung von Sauerstoff auf verschiedene Arten Bakterien untersucht, darunter:

- Enterobacter Cloacae,
- Escherichia Coli,
- Klebsiella Pneumonia,
- Proteus Vulgaris,
- Pseudomonas Aeruginosa,
- Salmonella Typhi,
- Serratia Marcesens,
- Staphylococcus Aureus,
- Staphylococcus Epidarmidis,
- Streptococcus Pyogenes,
- Streptococcus Faecalis,
- die Protozoen und Parasiten
  Chilomonas sp.,
  P. Andorina sp.,
  Pramecium sp.,
  Chlamdomonas sp.,
  Blepharisma sp.,
  Giardia Lambia ATCC # 30957,
  Euglena sp., Euplotes sp.,
  der Pilz Dictostelium sp.,
- parasitäre Organismen wie die nematoden Parasiten von Nagetieren und Menschen:
  Trichinella Spiralis,
  Trichinella Pseudospiralis,
  Cerceriae Schistosoma Mansoni,
  Biomphalaria Glabrata
- embryonale Zellkulturen, z.B. Eizellen und Krebszellen (Hela Zellen) von chinesischen Hamstern.

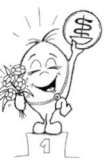

Analyse lebender Blutzellen

Vor und nach der Anwendung von Aerobic Stabilized Oxygen nach Vernon Cook

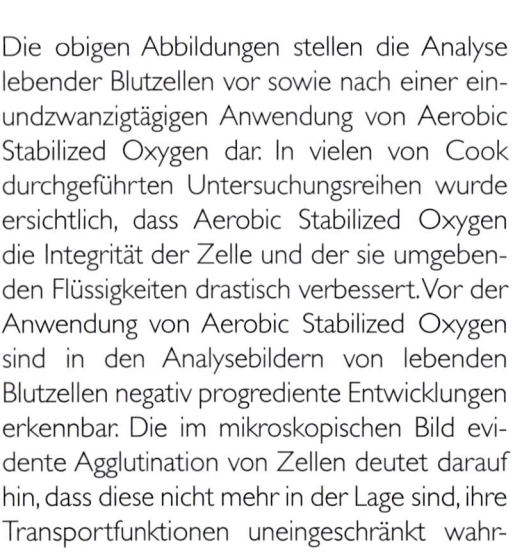

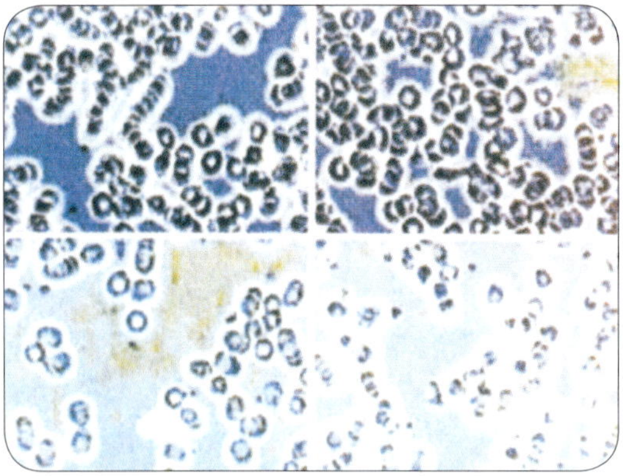

Blutzellen vor der Anwendung von Aerobic Oxygen

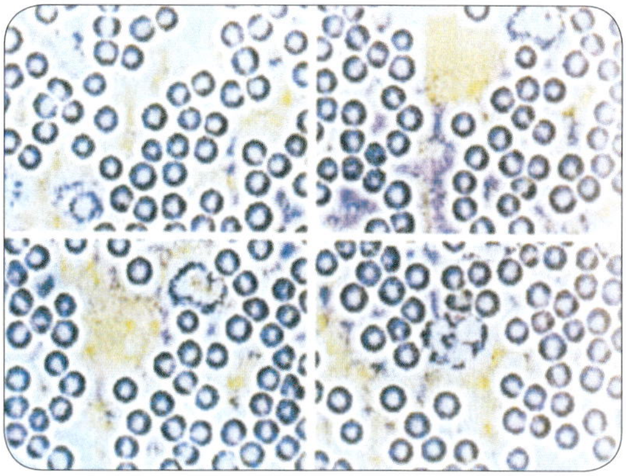

Blutzellen nach der Anwendung von Aerobic Oxygen

Die obigen Abbildungen stellen die Analyse lebender Blutzellen vor sowie nach einer einundzwanzigtägigen Anwendung von Aerobic Stabilized Oxygen dar. In vielen von Cook durchgeführten Untersuchungsreihen wurde ersichtlich, dass Aerobic Stabilized Oxygen die Integrität der Zelle und der sie umgebenden Flüssigkeiten drastisch verbessert. Vor der Anwendung von Aerobic Stabilized Oxygen sind in den Analysebildern von lebenden Blutzellen negativ progrediente Entwicklungen erkennbar. Die im mikroskopischen Bild evidente Agglutination von Zellen deutet darauf hin, dass diese nicht mehr in der Lage sind, ihre Transportfunktionen uneingeschränkt wahrzunehmen und Sauerstoff sowie Nährstoffe effizient zu anderen Zellen weiterzuleiten.

Die auffallenden Anhäufungen von roten Blutzellen, sowie eine hier offenbar vorliegende Candida- oder Hefeinfektion sind ein sicherer Indikator für künftige gesundheitliche Probleme des betreffenden Patienten. Ganz anders stellt sich die Blutzellenanalyse nach Anwendung von Aerobic Stabilized Oxygen über einen Zeitraum von nur einundzwanzig Tagen dar. In diesen mikroskopischen Bildern kommen die Blutzellen optisch bereits ihrem Idealzustand nahe. Sie zeigen sich rund und nicht länger agglutiniert, sondern frei beweglich. Der Vergleich der Bilddokumente beweist eindrucksvoll die dramatische Verbesserung der zellulären Gesundheit und Integrität nach nur einundzwanzig Tagen Anwendung von Aerobic Stabilized Oxygen.

Im Bild noch erkennbare minimale Blutanomalien lassen sich erfahrungsgemäß durch längere Anwendungsdauer reduzieren. Erkenntnisse aus zwanzigjähriger Tätigkeit als Colon-Therapeut haben Vernon Cook bewegt, viele Versuchsreihen mit unterschiedlichsten Sauerstoff-Produkten für seine Patienten zu starten. Wenn es darum geht, die Stoffwechselfunktionen des Körpers insgesamt zu optimieren, das Immunsystem zu stärken oder im Körper befindliche Toxine abzubauen, misst Cook dem Sauerstoff eine bedeutsame Rolle bei. Im Produktvergleich kommt der Therapeut zu dem Schluss, keines der von ihm getesteten Sauerstoff-Produkte könne mit den überragenden Qualitäten von Aerobic Stabilized Oxygen konkurrieren.

Cook bestätigt, dass kein anderes Produkt dieser Art innerhalb einer derart kurzen Anwendungsdauer ähnlich positive Ergebnisse erzielt habe. Bei krankhaften Zuständen wie Asthma, Emphysem, bei Candida- und Hefeinfektionen, bei Herzproblemen, Durchblutungsstörungen und Schlaganfällen, bei Prostatabeschwerden und vielen anderen Erkrankungen sei Aerobic Stabilized Oxygen von unschätzbarem therapeutischen Wert.

Analyse getrockneter Blutzellen

Vor und nach der Anwendung von Aerobic Stabilized Oxygen nach Susan Wood, Healing InSight

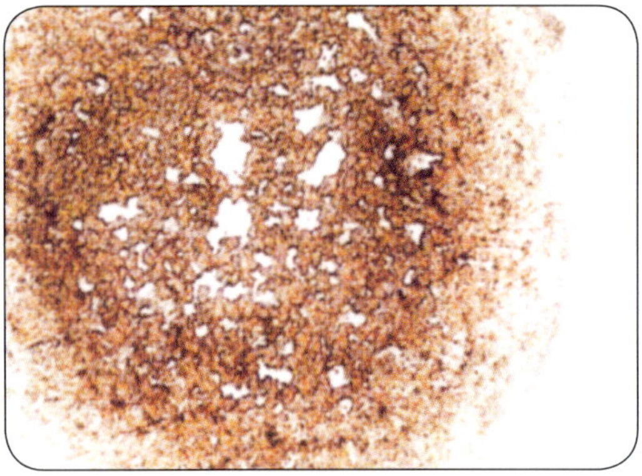

vor der Anwendung 8.Sept.99 Schicht 6

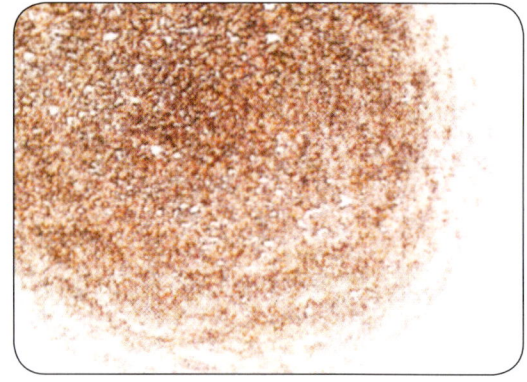

nach der Anwendung 20.Okt.99 Schicht 6

Beim OST, dem Oxidativen-Stress-Test, handelt es sich um ein Verfahren, bei dem ein Blutstropfen in ungefähr acht Schichten auf einen präparierten Objektträger aufgetragen und getrocknet wird. Oxidativer Stress bzw. das Wirken Freier Radikale sind als weiße Punkte oder Flecken innerhalb der Blutschichten erkennbar.

Die erste Blutprobe vom 8. September zeigt eine erhebliche Oxidation. Nach einer sechswöchigen Anwendung von Aerobic Stabilized Oxygen in der empfohlenen Dosierung wurde eine weitere Blutprobe entnommen. Die Aufnahmen der zeitlich versetzten Proben zeigen die jeweiligen getrockneten Blutstropfen in den gleichen Auftragsschichten zwei und sechs. Die erkennbare Verminderung der Oxidation ist beträchtlich.

Über ihre Erfahrungen mit Aerobic Stabilized Oxygen schreibt die als Mikroskopie- und Ernährungssachverständige zugelassene Susan Wood:

"Mein Interesse an gesundheitsbezogenen Themen ist seit fünfzehn Jahren ungebrochen. Meine Familie und ich wurden mit einigen ernsten Gesundheitsproblemen konfrontiert, die als Folgen von längerfristigen chemikalischen Einwirkungen, denen wir ausgesetzt waren und die uns chemieempfindlich gemacht hatten, auftraten.

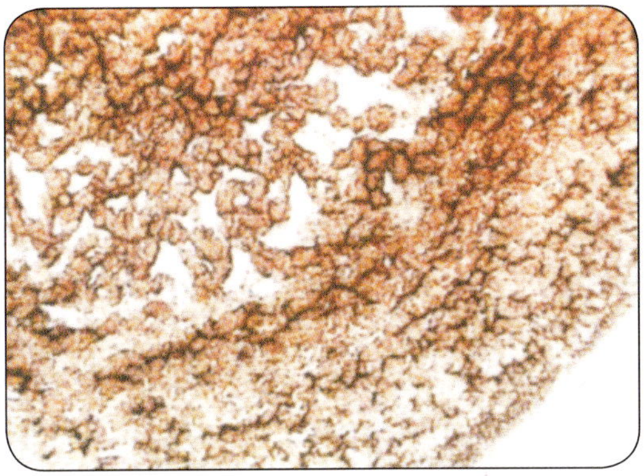

vor der Anwendung 8.Sept.99 Schicht 2

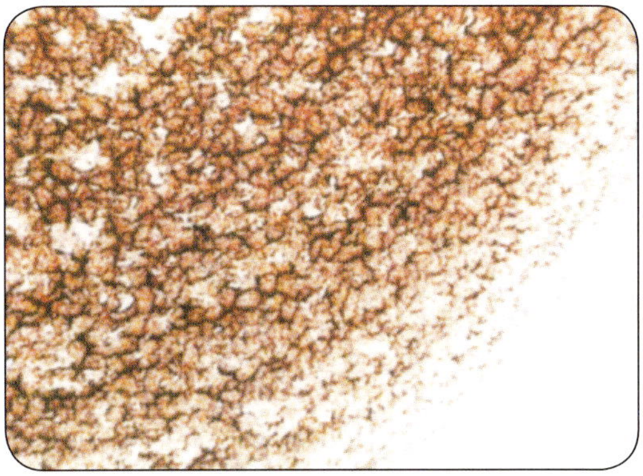

nach der Anwendung 20.Okt.99 Schicht 2

Ich habe in den vergangenen Jahren eine enorme Verbesserung erlebt und konnte diese anhand einer regulären mikroskopischen Untersuchung lebender Zellen zurückverfolgen. Als ich jedoch mein Blut sah, stellte ich mit Erstaunen fest, wie stark oxidiert es geworden war. Dann traf ich auf Ihr Produkt, Aerobic Stabilized Oxygen, und begann damit, es in der empfohlenen Dosierung anzuwenden. Seitdem verwende und empfehle ich Aerobic Stabilized Oxygen, da ich wirklich von den Ergebnissen begeistert bin, die ich bei mir persönlich und bei anderen beobachten konnte. Im Verlauf von ungefähr sechs Wochen wurde die Oxidation in meinem Blut erheblich reduziert und mein Energieniveau bedeutend verbessert. Ich würde anderen niemals ein Produkt empfehlen, das ich nicht vorher selbst verwendet habe. Nachdem ich das getan und die Effizienz von Aerobic Stabilized Oxygen aus erster Hand erlebt hatte, bin ich sicher, dass es sich hier um ein Produkt handelt, von dem viele profitieren können. Es ist ein großartiges Produkt. Nachdem ich die Veränderungen in meinem eigenen Blut gesehen habe, zögere ich natürlich nicht, es Bekannten und Patienten zu empfehlen".

Susan Wood
Healing InSight

Auch bei der Aufzucht von Tieren, die der Nahrungsmittelgewinnung dienen, sind Versuche mit stabilisiertem Sauerstoff gemacht worden.

Ein Tierfarmer aus Mexiko behandelte das gesamte Trinkwasser mit einem speziell dafür hergestellten Produkt. Als Ergebnis davon war das Wasser länger haltbar, enthielt keine Spuren von Fäulnisbakterien, und auch die Qualität der Masthähnchen verbesserte sich. Die Tiere verwerteten die Nahrung besser, reagierten nicht mehr so empfindlich auf Wetterveränderungen und ihre Sterberate sank um die Hälfte des Wertes, der als Norm angesehen wird.

Die Hähnchen nahmen schneller an Gewicht zu, wodurch das Futter für vier bis fünf Tage eingespart werden konnte. Außerdem erwies sich ihr Fleisch als zarter und wohlschmeckender, wenngleich dessen Farbe anfangs zu wünschen übrig ließ. Dieses kleine Problem löste man, indem die Sauerstoffgaben eine Woche vor dem Schlachttermin abgesetzt und dem Futter entsprechende Farbstoffe beigemengt wurden. Das Fleisch erhielt dadurch die Farbe, die auf dem Markt verlangt wird.

Durch den Einsatz von stabilisiertem Sauerstoff konnte der Farmer bei Impfungen sowie beim Verabreichen von Antibiotika und Vitaminen, wichtige Einsparungen erzielen, die letztendlich den Verbrauchern zugute kamen.

Im Vergleich zu einem Chlorindioxid-Präparat, das der Farmer zuvor zur Desinfektion benutzt hatte, schnitt die Sodiumchloridlösung von Aerobic Stabilized Oxygen besser ab.

Die Tiere tranken das Wasser sehr gerne, da es weder chemisch roch noch so schmeckte. Der Farmer war so begeistert, dass er dazu überging, das Sauerstoffprodukt auch bei der Schweineaufzucht einzusetzen - mit Erfolg!

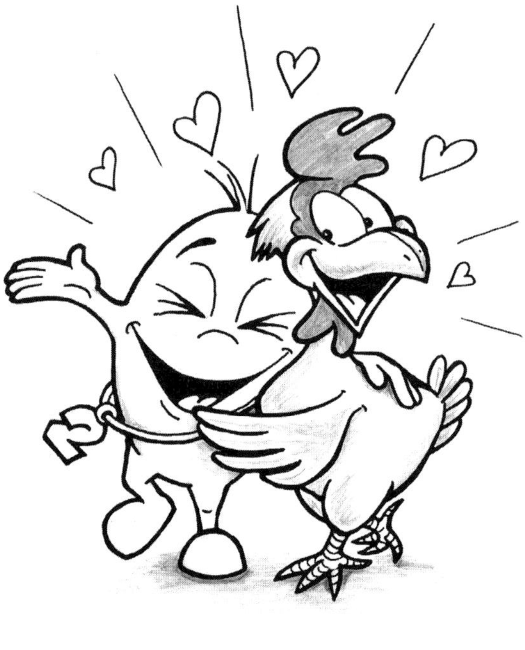

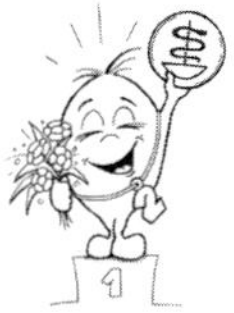

Ebenso überzeugend waren Versuche, die man 1984 im Science Research Center in Dallas mit Aerobic Stabilized Oxygen unternahm: Lebenden Mäusen wurde ein mit Salmonellen, Choleraerregern, Staphylokokken und Colibakterien angereichertes Wasser injiziert - ein Wasser also, wie es für die Mehrzahl der akuten Durchfallerkrankungen verantwortlich ist, denen auf der ganzen Welt jährlich unzählige Kinder zum Opfer fallen. Zusätzlich wurde diese Flüssigkeit mit Aerobic Stabilized Oxygen behandelt mit dem Ergebnis, dass keines der Versuchstiere irgendwelche Anzeichen von Krankheiten erkennen ließ, selbst als man ihnen eine dreifache Dosis injizierte. Daraus ist zu schließen, dass die verschiedenen Erreger durch Aerobic Stabilized Oxygen unschädlich gemacht wurden und dies bei keinerlei Negativreaktionen. Aerobic Stabilized Oxygen ist also für den Organismus absolut unschädlich. Damit lieferte auch diese Studie einen weiteren Beweis dafür, dass Aerobic Stabilized Oxygen ein geradezu ideales Mittel zur Aufbereitung von Trinkwasser ist - ungiftig, effektiv und schnell wirksam.

Sogar die Weltgesundheitsorganisation schloss sich der Aussage an, die Aerobic Stabilized Oxygen bescheinigte, ein außerordentlich effektives Desinfektionsmittel zu sein. Allerdings sah man aufgrund des relativ hohen Preises keine Chance für einen globalen Einsatz des Mittels bei der Wasserversorgung von Städten und Gemeinden.

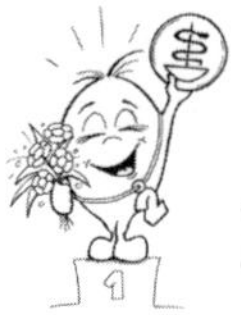

Stabilisierter Sauerstoff als Mittel zur Trinkwasseraufbereitung

Wie lebenswichtig der Einsatz eines wirksamen Wasseraufbereitungsmittels in der Dritten Welt sein könnte, lässt sich erahnen, wenn man die Zahlen an Krankheits- und Todesfällen aufgrund verseuchten Trinkwassers insbesondere in jenen Notstandsgebieten sieht, die von Krieg oder Naturkatastrophen heimgesucht wurden.

Auch die westliche Welt hat mittlerweile mit der Verunreinigung von Leitungswasser zu kämpfen. In einigen Regionen der USA gehört es zum öffentlichen Dienstleistungsangebot, in Gebäuden wie Schulen, Universitäten und Rathäusern allgemein zugängliche Trinkwasser-Automaten zur Verfügung zu stellen. Man weiß inzwischen, dass es gesundheitsgefährdend sein kann, das Wasser aus diesen Automaten zu trinken. Die bakterielle Verseuchung von Trinkwasser stellt ein zunehmendes Problem dar, das nach Lösungen verlangt.

In Californien wurde man auf die Wirksamkeit von stabilisiertem Sauerstoff aufmerksam. In vielen kalifornischen Schulen ging man dazu über, das Trinkwasser damit aufzubereiten und auf diese Weise Kindern und Jugendlichen den bestmöglichen Schutz vor bakteriellen oder viralen Krankheitserregern zu gewährleisten. Qualitativ hochwertiges Trinkwasser sollte in seiner inneren Struktur natürlichem Quellwasser bzw. dem Zellwasser in lebenden Organismen nahekommen. Nur so kann der Stoffwechsel, der für den Nährstofftransport in die Zellen und den Abtransport von

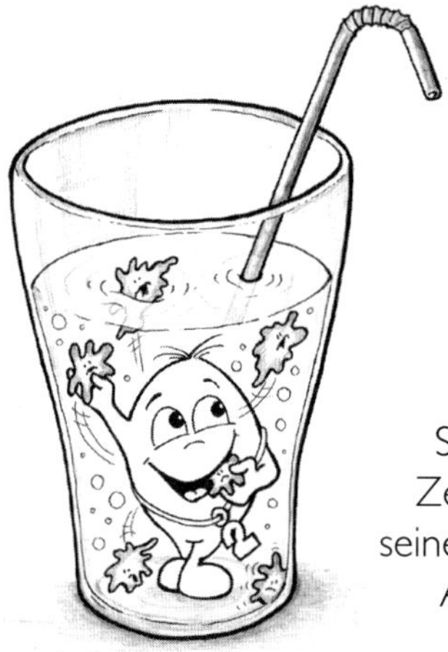

Schlacken aus den Zellen zuständig ist, seine lebenswichtigen Aufgaben erfüllen.

Nicht nur die chemische Reinheit, sondern auch die molekulare Struktur von Wasser bedingt seine Qualität. Wasser, das lange in Tanks ruht oder in Kläranlagen steht, auch unser Trinkwasser aus dem Leitungssystem, ist in vielerlei Hinsicht biologisch wertlos. Nur ein biologisch aktives Wasser mit lebendigen Strukturen, die in der Natur durch eine komplexe Clusterbildung zustande kommen, kann auf die Gesundheit einen entscheidenden Einfluss ausüben. Doch fast alles Wasser, das in den menschlichen Körper gelangt, ist umstrukturiert bzw. biologisch tot. Auf seinem Weg durch Leitungsrohre werden seine äußeren Elektronen abgestreift und damit seine Fähigkeit zerstört, sich in Mikro-Spiralen rotierend zu bewegen; die hochgeordneten kristallinartigen Strukturen gehen verloren. In einem solchen Trinkwasser können sich E-coli-Bakterien schneller vermehren, sodass es auch in Deutschland, ungeachtet des hohen Hygienestandards, angeraten scheint, das zum Trinken bestimmte Leitungswasser mit einigen Tropfen des stabilisierten Sauerstoffs zu desinfizieren. Immerhin ist es kein Einzelfall, dass die Trinkwasserversorgung ganzer Gemeinden aufgrund von Colibefunden vorübergehend stillgelegt wurde.

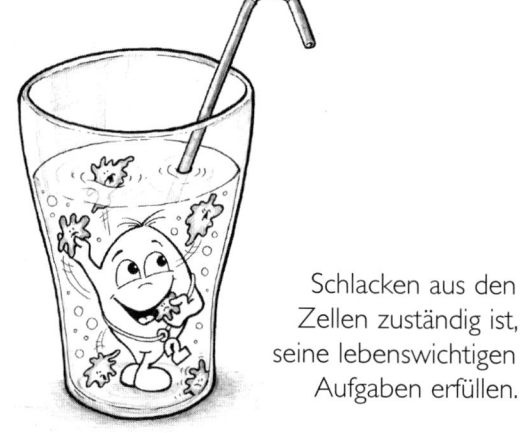

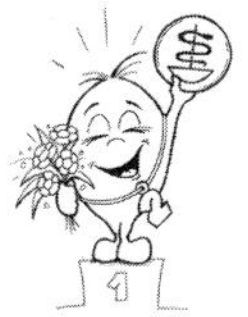

Allgemeine praktische Anwendungsmöglichkeiten

Wer beruflich oder privat viel auf Reisen ist, wird den stabilisierten Sauerstoff sehr bald zu schätzen wissen. Manch ein Ausflug zu tropischen oder subtropischen Fernzielen in Afrika und Asien oder in Länder des ehemaligen Ostblocks hat Reisende trotz aller Vorsichtsmaßnahmen mit zum Teil schwerwiegenden Gesundheitsproblemen konfrontiert. Fast immer waren exotische Erreger die Ursache hartnäckiger Durchfallerkrankungen und anderer mitunter diffuser und langwieriger Störungen. Wem daran gelegen ist, von Kurztrip oder Abenteuerreise gesund zurückzukehren und darüberhinaus vom energetisierenden Effekt des Sauerstoffs zu profitieren, sollte, wie es ein großer Reiseanbieter in den Vereinigten Staaten (Pace Setter, Travel & Tours Inc.) mit Erfolg empfiehlt, in den problematischen Klimazonen oder bei zweifelhaften hygienischen Bedingungen Getränke und Nahrungsmittel mit Aerobic Stabilized Oxygen aufzubereiten.

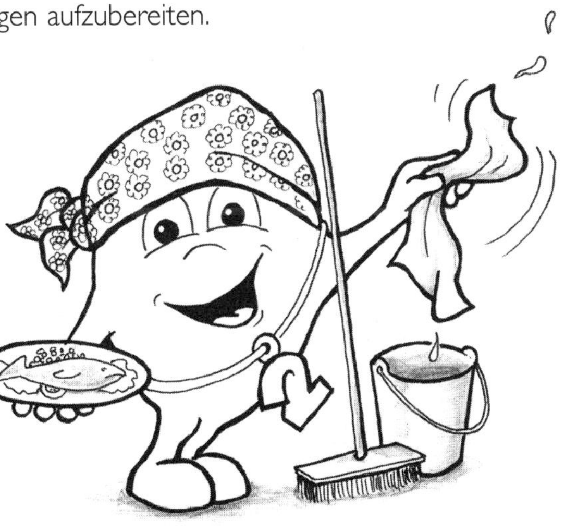

Nicht nur auf Reisen, auch im Hausgebrauch erweist sich stabilisierter Sauerstoff als ideales Desinfektionsmittel. Ein Wasserzerstäuber, in den man die Sauerstofflösung füllt, kann zum Desinfizieren dienlich sein. Durch Besprühen aller Flächen und Gegenstände, Holztische und -schneidebretter, auf denen sich Bakterien vorzugsweise ansiedeln, erreicht man zuverlässig und schnell eine einwandfreie geruchs- und geschmacksneutrale Sauberkeit. Der umweltschonende Verzicht auf die üblicherweise eingesetzten chemischen Haushaltsreiniger kommt schließlich auch dem Anwender des Sauerstoffproduktes zugute.

Allergische Hautreaktionen oder Reizungen von Atmungsorganen durch ätzende Dämpfe von Haushaltschemie sind beim Einsatz von Aerobic Stabilized Oxygen nicht zu befürchten. Ein weiterer Vorteil ist darin zu sehen, dass Sauerstoff, dem man die Fähigkeit nachsagt, zwischen schädlicher und nützlicher Bekeimung „unterscheiden" zu können, dem Menschen und seinem Immunsystem zuträgliche Symbionten offenbar weder aus dessen Darmflora noch aus seinem häuslichen Umfeld entfernt.

Das Spektrum individueller Anwendungsmöglichkeiten ist sehr vielfältig. Stabilisierter Sauerstoff lässt sich ebenso in der Kosmetik und Körperhygiene wie in Bereichen der Lebensmittelverarbeitung einsetzen.

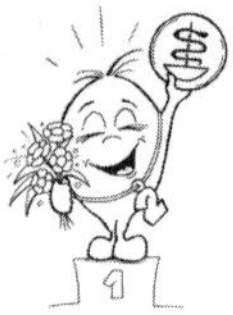

Alle Produkte, deren Haltbarkeit nicht durch künstliche Konservierungsstoffe gewährleistet ist, können durch Zugabe weniger Tropfen Sauerstoff langfristig keimfrei bleiben. So lassen sich u. a. Cremes, Zahnpasten oder Wimperntusche haltbar machen, aber auch Zahnbürsten vom bakteriellen Befall befreien und damit wiederum Zahnfleischentzündungen oder Soor im Mundraum verhindern.

In Wasser gelöster Sauerstoff kann auch als erfrischende Gesichtslotion Anwendung finden. Man gebe einfach einige Tropfen stabilisierten Sauerstoff auf einen mit Wasser getränkten Wattebausch und tupfe Gesicht und Hals damit ab.

Behandelt man auf die gleiche Weise kleinere Schnitt- oder Schürfwunden, Mückenstiche, Hautunreinheiten, Warzen und Ekzeme, heilen sie schneller ab.

Bei Schuppen oder juckender Kopfhaut ist es hilfreich, das Shampoo mit einem Spritzer des Sauerstoff-Konzentrates aufzubereiten.

Gemüse, Obst, Salat, Fleisch und Fisch halten sich länger frisch, wenn man die Lebensmittel kurz in eine Lösung aus einem Liter Wasser und sechzig bis achtzig Tropfen Sauerstoff taucht oder mit dieser Mischung besprüht. Ebenso lassen sich auch Joghurt, Quark, Creme fraiche etc. durch stabilisierten Sauerstoff konservieren. Zehn Tropfen pro 250 g (gut mit der Masse verrührt!) verlängern die Haltbarkeit um bis zu vierzehn Tage. Das ermöglicht den Einkauf größerer Mengen Frischprodukte und erleichtert die häusliche Vorratshaltung.

Auch Haustiere und Zimmerpflanzen profitieren von gelegentlichen Sauerstoffduschen oder einigen Tropfen Aerobic Stabilized Oxygen, die man dem Trink- oder Gießwasser zusetzt. Mit der Zeit wird man als Sauerstoffanwender weitere Einsatzmöglichkeiten entdecken.

Wer daran interessiert ist, dieses natürliche und nebenwirkungsfreie Nahrungsergänzungsmittel für sich zu nutzen, sollte möglichst selbst ausprobieren, bei welcher Tagesdosis sich ein optimales Wohlbefinden einstellt. Der Hersteller von Aerobic Stabilized Oxygen empfiehlt eine Einnahme von dreimal täglich zwanzig Tropfen, manchen Menschen reichen jedoch bereits dreimal täglich zehn oder nur einmal täglich fünf Tropfen. Bei Kindern liegt die Dosierung von maximal drei bis fünf Tropfen pro fünfzehn Kilogramm Körpergewicht (zwei bis dreimal täglich). In besonderen Bedarfsituationen, wie vor Wettkämpfen oder Prüfungen, kann die Dosis auch entsprechend erhöht werden.

Eine Überdosierung wäre faktisch nur möglich, wenn man ein ganzes Fläschchen auf einmal austrinken würde. Es käme aufgrund des Salzgehaltes der Lösung allenfalls zu leichter Übelkeit. Stabilisierter Sauerstoff sollte nur in **stillem Wasser** oder **naturreinen Säften** (ohne Konservierungsstoffe) eingenommen werden; in kohlensäurehaltigem Wasser ist die Wirksamkeit beeinträchtigt.

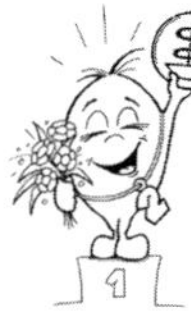

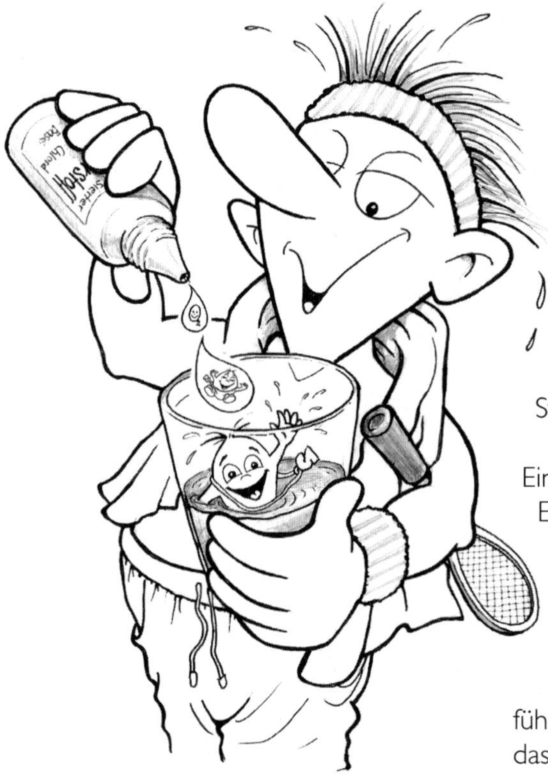

Auch **kein chlorhaltiges Wasser** verwenden, da das stark riechende Chlor durch die Sauerstoffzugabe freigesetzt wird und den Geschmack des Wassers beeinträchtigt. Zudem ist darauf zu achten, dass die Temperatur der Flüssigkeit, in die das Konzentrat eingetröpfelt wird, nur max. 30°C beträgt, damit die Sauerstoffmoleküle nicht vorzeitig abgelöst und damit unwirksam werden!

Damit die Aufnahme des Sauerstoffs im Gewebe verbessert wird, ist eine leichte körperliche Betätigung kurz nach der Einnahme von stabilisiertem Sauerstoff empfehlenswert. Beispielsweise würde es sich anbieten, eine tägliche Dosis vor der Morgengymnastik, vor dem mittäglichen Spaziergang oder dem abendlichen Besuch im Fitness-Studio einzunehmen.

Ein weiterer sehr wesentlicher Aspekt zur Einnahme von stabilisiertem Sauerstoff als Gesundheitsprophylaxe sei abschließend erwähnt: Nikotin, Alkohol, ionisierende Strahlung (durch Fernseher, Computerbildschirme, Handys, UV-Strahlung), Ozon, Smog und vitaminarme Ernährung führen in ein körperliches Ungleichgewicht, das man "oxidativen Stress" nennt. Bereits bei ganz normalen Stoffwechselgeschehen, z.B. bei der Erzeugung von Energie, fallen reaktive Sauerstoffverbindungen, sog. Sauerstoffradikale, an. Üblicherweise wirken körpereigene Schutzmechanismen gegen Radikale des Sauerstoffs, sonst können diese eine Vielzahl zellulärer Verbindungen schädigen. Sind Radikale frei, d.h. besitzen sie ein einsames Elektron bzw. mehrere ungepaarte Elektronen, sind sie besonders reaktionsfreudig. Stabilisierter Sauerstoff leistet also als Schutz vor Freien Radikalen sehr gute Dienste.

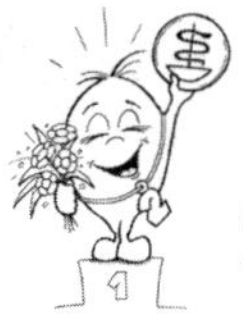

Anwendungserfahrungen von P. J. Hudson

**Peter John Hudson N.D., D.O., M.H.P.A
Holistic & Natural Medicine Practitioner**

Lieber Gesundheitssuchender,

ich möchte Ihnen hiermit "Aerobic Stabilized Oxygen", das führende Gesundheitsmittel und die lebensspendende Kraft der Natur vorstellen, wobei ich als Berater für Naturmedizin mit 35-jähriger Erfahrung in der Spezialisierung auf vorsorgliche, natürliche Gesundheitspflege mit Ihnen die ganz einzigartigen Erfahrungen von "Aerobic Stabilized Oxygen" teilen möchte.

Sie fragen sich möglicherweise, warum Sauerstoff? Nun, es ist eine wissenschaftlich unbestreitbare Tatsache, dass wir, infolge der Umweltverschmutzung, in unseren Körper im Vergleich zu unseren Vorfahren vor 50 - 100 Jahren nur etwa die Hälfte des Sauerstoffs aufnehmen.

Jeder Mann, jede Frau und jedes Kind brauchen dringend mehr Sauerstoff, um gesunde Zellen und Gewebe zu reproduzieren. Die reduzierte Sauerstoffanreicherung des menschlichen Körpers ermöglicht das Wachstum verschiedener Bakterien, Viren und Krankheiten, die Toxine produzieren und die Degenerierung der Körperzellen und Organe bewirken, was zu lebensbedrohlichen Problemen, wie Krebs und kardiovaskulären Krankheiten führen kann.

Aus diesem Grund ist die Entwicklung von "Aerobic Stabilized Oxygen" als immenser Erfolg mit weitreichender Bedeutung anzusehen.

Verspüren Sie Probleme des vorzeitigen Alterns, Energiemangel und physische Störungen, die Sie daran hindern, das Leben voll zu genießen?

"Aerobic Stabilized Oxygen" hat sich als leistungsfähiges und effektives Mittel bei Krankheiten erwiesen, denn es vermittelt dem Körper mit seinem äußerst wichtigen Immunsystem die optimalen Bedingungen zur Selbstheilung.

Zum ersten Mal ist jetzt ein echter, stabilisierter Sauerstoff in Flüssigform, der in Wasser eingenommen wird, erhältlich. Ich empfehle daher "Aerobic Stabilized Oxygen" mit voller Überzeugung. Als Berater für Naturmedizin habe ich seine erheblichen, gesundheitsverbessernden Wirkungen sehr oft erfahren. Auch meine Familie und Freunde haben mir von ausgezeichneten Ergebnissen berichtet.

Krankheiten, deren Behandlungen mit "Aerobic Stabilized Oxygen" erfolgreich unterstützt wurden, sind:

- Alzheimer-Krankheit,
- Allergien,
- Arthritis,
- Asthma,
- Krebs,
- Candida,
- Chronische Ermüdung,
- M.E.,
- Verdauungsstörungen,
- Epstein-Barr-Syndrom,
- Grippe,
- Hepatitis,
- HIV,
- Herpes,
- Leukämie,
- Herz- und Kreislaufbeschwerden
- Multiple Sklerose,
- Stoffwechselstörungen,
- Hautprobleme,
- Nierenentzündungen,
- Reproduktionsprobleme,
- Harnwegs- und Prostataerkrankungen,
- Kopfschmerzen und Migräne.

Sie können verbesserte Vitalität, Energie und Freiheit von Krankheit und physischer Einschränkung genießen und meiner Ansicht nach sogar zu einem gewissen Grad die biologischen Effekte des Alterungsprozesses umkehren. Ich empfehle Ihnen daher, um Ihrer Gesundheit und der Gesundheit Ihrer Familie willen, dass "Aerobic Stabilized Oxygen" ein Hauptbestandteil Ihres natürlichen Gesundheitsprogramms werden sollte.

Mit besten Wünschen für Ihre Gesundheit

Peter Hudson

Anwendungsvorschläge nach P. J. Hudson

Wer an Schmerzen und ernsthaften Beschwerden leidet, sollte 5-mal täglich 20 Tropfen in reinem Wasser einnehmen.

1. **Halsentzündungen, Bronchitis, Nasennebenhöhleninfektionen, Durchfall, Nieren- und Blaseninfektionen und Geschwüre:** 20 Tropfen 3-mal täglich in ca. 1/4 Liter reinem Wasser, bis die Beschwerden abklingen.

2. **Atemnot (akut):** 50 Tropfen in ca. 25 ml Cognac oder reinem Apfelsaft zur sofortigen Linderung.

3. **Emphysem:** 20 Tropfen 3-mal täglich in reinem Wasser.

4. **Herzanfall:** 50 Tropfen mit ca. 25 ml Cognac oder reinem Apfelsaft vermischt. Hierdurch wird dem Blut so schnell Sauerstoff zugeführt, dass eine Beschädigung des Herzmuskels infolge von Sauerstoffmangel verhindert werden kann.

5. **Infektionen aller Art:** Einen Teelöffel Honig in soviel Wasser geben wie nötig, um den Honig aufzulösen und 50 Tropfen hinzufügen. Diese Menge alle 3 - 4 Stunden einnehmen. Es wirkt wie Antibiotika und ist ohne Nebenwirkungen.

6. **Candida Albicans:** 20 Tropfen 3-mal täglich in reinem Wasser. Bei der Ernährung den Aufbau der Darmflora beachten.

7. **Mückenstiche, Bienen- oder Wespenstiche, frische Schnittwunden, verschiedene Typen Herpes und Fieberbläschen:** Einen Wattebausch mit reinem Wasser befeuchten, mehrere Tropfen Aerobic Stabilized Oxygen darauf geben und den betroffenen Bereich damit abtupfen.

8. **Zahnfleischentzündungen oder -probleme:** 10 - 20 Tropfen in die Mundddusche geben und 2-mal tägl. den Mund damit ausspülen.

9. **Wasserbehandlung:** 5 Tropfen pro Glas auf Reisen. 10 Tropfen auf ca. 5 Liter verhindern das Wachstum von krankheitserregenden Bakterien. Zur Lagerung von Wasser über längere Zeiträume nimmt man 20 Tropfen pro 5 Liter.

10. **Milch, Fruchtsaft (nur reiner Saft, ohne Konservierungsstoffe):** 15 - 20 Tropfen pro Liter verlängern die Haltbarkeit um mehrere Tage bzw. Wochen.

11. **Öle und Nussbutter:** 20 Tropfen mit ca. 1 Liter mischen, um Ranzigwerden zu vermeiden. Bei der Herstellung von Nussbutter 20 Tropfen pro Tasse Fertigmasse hinzufügen.

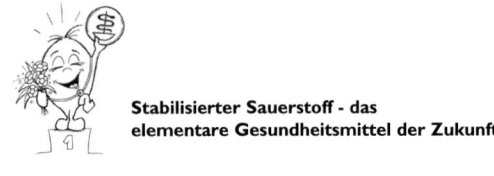

Zusätzliche Verwendungsmöglichkeiten für stabilisierten Sauerstoff:

Einweichen von Gemüse und Obst:
20 Tropfen in ein mit kaltem Wasser gefülltes Spülbecken geben. Empfindliche Gemüse (wie Salat) 20 Minuten, dickschalige Gemüse (wie Gurken) 30 Minuten einweichen. Abtropfen lassen, trocknen und in den Kühlschrank legen. Hierdurch halten sie sich länger frisch und verwendete Chemikalien werden neutralisiert. Oder Gemüse und Obst mit einer Lösung von 20 Tropfen pro 1/4 Liter reinem Wasser besprühen, einige Minuten stehen lassen, abspülen und trocknen.

Reste von angemachtem Salat: Mit der obigen Lösung besprühen, abtropfen lassen, zudecken und in den Kühlschrank geben.

Zur Küchenhygiene: Sie können eine Sprühflasche mit der obigen Lösung benutzen, um Arbeitsflächen und Küchengeräte zu besprühen und diese dann nach zwei bis drei Minuten wieder abwischen. So desinfizieren Sie die Küche - kinderfreundlich, hautschonend, geruchlos: Einfach Lösung auf Topfkratzer bzw. Spüllappen sprühen oder auf Reinigungsschwamm 5 Tropfen geben, um Bakterien abzutöten. Es eignet sich auch sehr gut für Kühlschränke und Lunchboxen.

Marinade: Fleisch, Fisch oder Geflügel in eine Kasserolle geben, mit der Lösung besprühen und 10-15 Minuten stehen lassen. Kein Abspülen nötig. Trägt zu Kontrolle von E.Coli und Salmonella bei.

Salatkeime und -sprossen: 20 Tropfen auf ca. 1/2 Liter Wasser geben und die Samensprossen über Nacht einweichen. Die gleiche Menge jedes Mal zugeben, wenn die Keimlinge gespült werden.

Hauspflanzen: Die Lösung zum Gießen oder Sprühen der Pflanzen verwenden.

Luftbefeuchter: 20 Tropfen in den Wassertank.

Gesichtswasser: Mit der ASO-Lösung auf einem feuchten Wattebausch die Gesichtshaut nach dem Waschen erfrischen. Geben Sie 5 - 10 Tropfen zu Ihrer Feuchtigkeitscreme und der flüssigen Foundation-Creme oder 2 Tropfen in eine Tube Wimperntusche, um Bakterien, die sich im Laufe der Verwendungszeit ansammeln, zu beseitigen.

Augenspülung: Ca. 25 ml reines Wasser mit 5 Tropfen ASO gegen müde Augen oder Infektionen wie Bindehautentzündungen. Die Lösung ist auch sehr gut zur schonenden Reinigung von Kontaktlinsen geeignet.

Kuchen- und Gebäckteig:
Man setzt 20 Tropfen zu, um Salmonellen in den Eiern abzutöten. Jetzt können Kinder die Schüssel unbedenklich auslecken. ASO sollte auch Eierlikör oder allen anderen Speisen, bei denen man rohe Eier verwendet, zugefügt werden.

Haustiere: Für Kleintiere (Hunde und Katzen) gibt man 20 Tropfen in ca. 1 Liter reines Wasser, um Parasiten (Würmern) vorzubeugen.

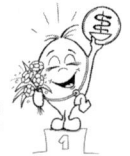

Weiterführende Literatur

Ando, Wataru u.a. (Hg.):
The Role of Oxygen in Chemistry and Biochemistry, Amsterdam/New York/Tokyo 1988

Ardenne, Manfred von:
Wo hilft Sauerstoff-Mehrschritt-Therapie? Erster schneller Weg zur anhaltenden Steigerung der Energie im menschlichen Organismus, Heidelberg 1996

Bannister, J.V. (Hg.):
The Biology and Chemistry of Active Oxygen, New York/Amsterdam/Oxford 1984

Blumenschein, W.:
Heilweisen bei Krebs. Ein Ratgeber für Betroffene, Steyr 1987
The Bio/Tech News 1996:
Mighty "Vitamin O" (Reproduktion ohne Seitenangabe)

Elstner, Erich F.:
Sauerstoffabhängige Erkrankungen und Therapien, Mannheim 1993

Elstner, Friedrich F.:
Untersuchungen zum Stoffübergang von Sauerstoff aus Luft in wässrige Lösungen, Dortmund 1978

Fodor, Laszlo (Hg.):
Praxis der Sauerstofftherapie, 3. Auflage, Stuttgart 1994

Friedländer, Bernd:
Oxygen And Metabolism. In: Let´s Live, Juli 1988

Fritz, Karl-Wilhelm:
Die Beatmung mit Helium-Sauerstoff und Stickstoff-Sauerstoff-Gemischen, Berlin 1989

Goldblatt, Harry:
Aufsatz in: Journal of Experimental Medicine, zitiert in: The Bio/Tech News 1996

Goulet, Brian:
The Magic of Aerobic Oxygen. Confessions of a Herbalist. In: Alive. Focus on Nutrition, Nr. 21 (Sonderheft von Alive - Canadian Journal of Health and Nutrition) N.Y. 1977

Hillebrand, Michael/Bögel, Martina (Hg.):
Sauerstoff-Langzeit-Therapie. Ein Leitfaden für die praktische Durchführung, Stuttgart/New York 1996

Hütter, Bernd-Otto:
Lebensqualität von Patienten mit chronisch-obstruktiven Lungenerkrankungen unter Flüssig-Sauerstofftherapie. In: Zeitschrift für medizinische Psychologie Nr. 1 1997, S.15-23

Jones, M.M. et al.:
How Patients use domiciliary Oxygen? In: British Medical Journal 1 1978, S.1397-1400

Kief, Horst:
Neue Möglichkeiten der Ozontherapie.
In: Erfahrungsheilkunde. Zeitschrift für die ärztliche Praxis. Acta medica empirica, Band 29, Heft 12, Dezember 1980, S.957-964

Lauer, N.V./Kolchinskaya, A.Z. (Hg.):
The Oxygen Regime of the Organism and it´s Regulation, Kiev 1966

Levine, Stephen/Kidd, Parris M.:
Immunity, Cancer, Oxygen and Candida Albicans. In: Let´s Live, August 1986

Levine, Stephen:
Oxygen and Life. Original Hypothesis Concerning Oxygen Deficiency as a Cause of Disease States. In: BioCurrents, o.O., o.J.

Maibaum, J. et al.:
Sauerstoffeintragsversuche im Klärwerk, Hamburg Dradenau. In: awt. Abwassertechnik 1996, Nr. 5, S.3-7

Matthys, H. et al. (Hrsg.):
Sauerstoff-Langzeit-Therapie, München 1988

McCabe, Ed:
Oxygen Therapies, New York, 1988

Münzing-Ruef, Ingeborg:
So stärken Sie Ihr Immunsystem, München 1988

Prepas, E.E. et al.:
Introduction to the Amisk Lake Project: Oxygenation of a deep, eutrophic lake.
In: Canadian Journal of Fisheries, Ottawa, Vol. 54 1997, S.2105-2109

Schatz, A.:
Aufsatz in: Cancer News Journal V. 12, NZ P.6, Juni 1977

Tirpitz, Dietmar (Hg.)
Hyperbare Sauerstoffbehandlung in der Traumatologie und Notfallmedizin, Berlin u.a. 1995

Vergeret, J. et al.:
Portable Oxygen Therapy: Use and Benefit in Hypoxaemic COPD Patients on Long-Term Oxygen Therapy.
In: The European Respiratory Journal 2 (1989), S.20-25

Wiklund, H. et al.:
Pilotversuche zum Abbau von Stickstoff mithilfe von technischem Sauerstoff.
In: awt. Abwassertechnik 1995, Nr. 4, S.31-35

Zander, Rolf (Hg.):
Der Sauerstoff-Status des arteriellen Blutes, Basel/München 1988

Wichtige Begriffe

Antioxidantien:
Radikalenfänger wie Vitamin C und E, Coenzym Q10, Selen, Betacarotin, Tocopherol, Gingko-Extrakt, Acetylcystein, Mariendistelextrakt, tribotechnisch aktivierter Zeolith, essentielle Spurenelemente zum Aufbau von Antioxidantienenzymen

Freie Radikale:
Sauerstoffradikale sind ein Nebenprodukt des Stoffwechsels. Um sie unschädlich zu machen, verfügt der Körper über Antioxidantien, die die Radikalen abfangen. Freie Radikale und noch mehr Sauerstoffradikale sind "lebenswichtig in der zellulären Abwehr von Bakterien, virusinfizierten oder maligne transformierten Zellen."
(In: Praxis der Sauerstofftherapie, 1994, S. 40f.)

Hypoxämie:
Abnahme der arteriellen Sauerstoffkonzentration

Hypoxie:
Abnahme des arteriellen Sauerstoffpartialdrucks

Hypoxygenation:
Abnahme der arteriellen Sauerstoffsättigung

Ischämie:
Einschränkung der Organdurchblutung

Histotoxikose:
Verwertungsstörungen des Sauerstoffs in den Zellen

Hämoglobin:
Rote Blutkörperchen, die den Sauerstoff ins Gewebe transportieren

Oxidation:
Vorgang der Energiegewinnung durch die Umwandlung verschiedener organischer Moleküle in Kohlendioxid mithilfe von Sauerstoff

Oxidativer Stress:
Ein permanentes Zuviel an Radikalen und/oder ein chronischer Mangel an Antioxidantien, entstanden durch falsche Ernährung, Hypoxie oder Hyperoxie. "Sauerstoff wirkt in normalen Konzentrationen als Radikalenfänger, hypoxische oder hyperoxische Zustände aktivieren dagegen die Bildungsraten elektrophiler Substanzen."

Die Autorin:

Bettina Roccor, Jahrgang 1965, ist als Case Managerin und Case Management-Ausbilderin (DGS/DBSH/DBFK) tätig. Sie studierte Volkskunde, Geschichte und Philosophie in Freiburg und Regensburg, wo sie 1996 über ein kulturgeschichtliches Thema promovierte.

Eine Internet-Anzeige für Aerobic Stabilized Oxygen weckte in ihr tiefgründiges Interesse an stabilisiertem Sauerstoff. Sie begann daraufhin, sich mit der Wirkungsweise der verschiedenen auf dem Markt zugänglichen Sauerstofftherapien zu beschäftigen.

Adressen und Bezugsquellen

Hyperbare Oxygenation (HBO):
Dr. med. Dietmar Tirpitz
St. Joseph-Hospital Laar
Zentrum für hyperbare Medizin
Ahrstr. 100
47139 Duisburg
Tel: 0203-8001-0

Sauerstoff-Langzeit-Therapie:
Dr. med. Michael Hillebrand
Luciagasse 7
45894 Gelsenkirchen
Tel: 0172-2855966

Dr. rer. nat. Martina Bögel
Königsweg 13d
24576 Bad Bramstedt
Tel: 04192-899607

AHIT-Verfahren:
Dr. med. Horst Kief
Londoner Ring 105
67069 Ludwigshafen
Telefon: 06 21/66 93 60

Aerobic Stabilized Oxygen Generalvertretung Deutschland, Auslieferung EU und Asien:
Globalis - Oase der Natur
Westheim 42
93049 Regensburg
Telefon: 09 41/3 99 67 07

Notizen:

Notizen:

Notizen:

Notizen:

Notizen:

Notizen: